U0214509

手术室压力性损伤防控指引

胡 玲 主编

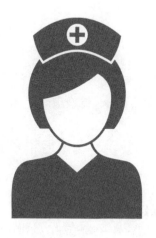

SPM 南方传媒 广东科技出版社 全国优秀出版社

· 广州 ·

图书在版编目（CIP）数据

手术室压力性损伤防控指引 / 胡玲主编. — 广州：
广东科技出版社，2024.1
　　（临床护理实践技能丛书）
　　ISBN 978-7-5359-8103-5

　　Ⅰ．①手… Ⅱ．①胡… Ⅲ．①创伤外科学—护理学
Ⅳ．①R473.6

中国国家版本馆CIP数据核字（2023）第118570号

手术室压力性损伤防控指引
Shoushushi Yalixing Sunshang Fangkong Zhiyin

出 版 人：严奉强
责任策划：黎青青
责任编辑：黎青青　李二云
装帧设计：友间文化
责任校对：陈　静
责任印制：彭海波
出版发行：广东科技出版社
　　　　　（广州市环市东路水荫路11号　邮政编码：510075）
销售热线：020-37607413
https://www.gdstp.com.cn
E-mail：gdkjbw@nfcb.com.cn
经　　销：广东新华发行集团股份有限公司
印　　刷：广州市彩源印刷有限公司
　　　　　（广州市黄埔区百合三路8号　邮政编码：510799）
规　　格：710 mm×1 010 mm　1/16　印张16.5　字数350千
版　　次：2024年1月第1版
　　　　　2024年1月第1次印刷
定　　价：88.00元

手术室压力性损伤防控指引

编委会

主　编　胡　玲

副主编（按姓氏音序排列）

邓晨晖　　　广州中医药大学第二附属医院

郭苇航　　　广州医科大学附属第三医院

黎蔚华　　　中国人民解放军南部战区总医院

李桂兰　　　中国人民解放军南部战区总医院

编　者（按姓氏音序排列）

蔡佩霞　　　中国人民解放军南部战区总医院

陈　璐　　　中山大学附属第一医院

陈云超　　　广西医科大学第一附属医院

范秀晶　　　广州医科大学附属第三医院

方　萌　　　中国人民解放军南部战区总医院

冯丽君　　　中山大学孙逸仙纪念医院

古燕芳　　　梅州市人民医院

何　敏　　　中国人民解放军南部战区总医院

何幸平　　　广州中医药大学第二附属医院

何钊怡　　　中国人民解放军南部战区总医院

侯玉娟　　　中国人民解放军南部战区总医院

黄静娟　　　广州医科大学附属第一医院

黄　娟　　　中国人民解放军南部战区总医院

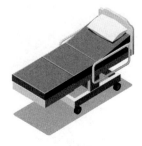

序

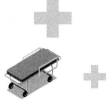

FOREWORD

手术室护理作为护理专业中相对独立、同时与医学各学科密切相关的学科，其着眼于手术过程的安全及管理，致力于为患者术后快速康复提供重要保障。

压力性损伤是手术患者常见和主要的并发症之一，不但增加患者的负担与痛苦，而且直接影响医院护理质量。国内外手术室护理工作者对手术室压力性损伤的研究十分深入和广泛，产生了许多优秀的成果，但目前临床实践中的围手术期压力性损伤护理尚缺乏系统性的理论指导。

胡玲同志在手术室工作24年，担任麻醉科（手术室）护士长17年，在手术室压力性损伤的防控与管理上深耕细作，厚积薄发，研究成果获得多项国家发明专利和实用新型专利，以及第三届中华护理学会创新发明一等奖。她组织全国手术室护理专家，在查阅大量文献并紧密结合临床实践的基础上编写的这本《手术室压力性损伤防控指引》，系统性地介绍了手术室压力性损伤的评估、干预、管理、培训、持续质量改进及疑难问题处置等护理中的关键问题，同时结合典型案例分析，全方位阐述了手术室压力性损伤防控的实施管理办法。

希望本书的出版能够有助于降低手术室压力性损伤的发生率，为手术室护理这一学科大厦添砖加瓦。

衷心祝贺此书出版。

中山大学附属第一医院护理学科带头人、博士生导师

中华护理学会呼吸护理专业委员会主任委员

中华护理学会学术工作委员会副主任委员

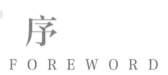

序

FOREWORD

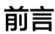

前言

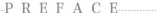

PREFACE

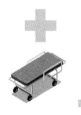

　　压力性损伤是全世界公认的健康问题，如何进行压力性损伤防控一直是护理临床与基础研究的重点方向。近年来，国内的护理专家们在压力性损伤的防控与管理方面进行了一系列的研究，提出了压力性损伤的新概念，并不断改进和完善压力性损伤防控的方法与措施，以降低住院患者压力性损伤的发生率，提高患者住院满意度。目前，压力性损伤防控的书籍主要针对病房压力性损伤进行教学，而专门针对手术室压力性损伤防控的专著却仍为空白。

　　为了进一步促进护理人员对手术室压力性损伤的研究，我们结合手术室体位管理、护理用具研发以及压力性损伤防控护理经验，总结和归纳了目前手术室压力性损伤的实用护理知识并汇集成书。全书共8章，前5章首先对手术室压力性损伤知识进行介绍，再按术前、术中、术后压力性损伤的发生特点制订围手术期护理针对性措施，以期能最大限度降低压力性损伤的发生率；后3章主要对手术室压力性损伤的集束化管理、不同案例的防控技巧与压力性损伤护理误区进行解读，掌握上述要点，可以更好地根据患者的个体特点制订最佳的手术体位摆放方案，也可以进行体位管理的创新研究。

　　本书的编者均来自临床一线，有着先进的学术思想和丰富的手术室压力性损伤临床管理经验。在大家的共同努力下，经过2年的撰写、编辑，《手术室压力性损伤防控指引》终于与广大读者见面。借此前言，谨向付出了辛勤劳动的全体编写人员致以崇高的敬意与衷心的感谢！衷心感谢中山大学附属第一医院护理部主任、全国三八红旗手、南丁格尔奖章获得者成守珍主任关心、支持本书的出版并为之作序！衷心感谢华南理工大学宁成云团队及广州市卫生监督所、中国人民解放军南部战区总医院各级领导对本书编写工作的支持！

　　由于编者能力有限，书中有疏漏和不足之处，敬请专家和同仁赐教。

 前言

PREFACE

目录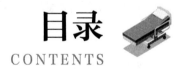
CONTENTS

第二章

手术室压力性损伤评估量表的设计与应用 / 033

第三章

术前访视与会诊 / 073

第四章

手术体位与支撑面的管理与设计　/ 095

第五章

术中与术后压力性损伤防护　/ 121

第六章

手术室压力性损伤集束化管理　/ 133

第七章

手术室压力性损伤专科护理与典型案例 / 171

第八章

医护患沟通 / 227

CHAPTER 1

第一章

手术室压力性损伤概述

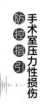

手术室压力性损伤的国内外研究现状
和未来发展趋势

手术患者是发生医院压力性损伤（pressure injury，PI）的高危人群。国内外文献报道，超过23%的院内压力性损伤与手术相关，手术患者术后压力性损伤的发生率高达18.96%，而患者一旦发生压力性损伤，其死亡风险上升约4倍。为了减少手术室压力性损伤的发生，手术室护理人员进行了大量研究，随着对手术室压力性损伤研究的不断深入，手术室压力性损伤的护理技术取得了长足的进步，很大限度上降低了手术室压力性损伤的发生率。

一、国内外研究现状

与已经广泛深入开展的院内压力性损伤研究相比，手术室压力性损伤的研究起步较晚。20世纪90年代，国内外才逐渐开展对手术相关压力性损伤的评估和预防研究，包括各类自制评估表、术中减压装置、床垫、敷料、手术体位、支撑面、麻醉、患者状况等。近30年来，手术室压力性损伤的护理逐渐走向专业化、系统化，对手术相关压力性损伤的干预、管理也更精准、细化，较完整的专科理论和临床实践体得以形成。

（一）手术室压力性损伤流行病学

与手术相关的压力性损伤通常称为手术室压力性损伤。手术室压力性损伤的发生受患者体质、手术体位、手术时间、麻醉状态等因素影响，可发生于术中与术后。研究显示，手术室压力性损伤术后3天内的发生率可达3.7%～27.2%。国内一项由12家医院参与的多中心研究显示，手术当日压力性损伤发生率18.18%，术后第1天45.46%，第2天27.27%，第3天9.09%，占手术室安全隐患的第4位，压力性损伤成为影响患者术后康复的重要因素之一。

（二）手术室压力性损伤相关因素的研究

造成手术室压力性损伤的主要因素可分为外源性因素和内源性因素两类。外源性因素包括手术体位、手术类型、麻醉状态、手术时长、术中仪器设备的使用、手术操作难易度和熟练性，以及血管活性药物的使用程度等；内源性因素包括高龄、基础疾病控制不佳、营养不良、机体缺血缺氧、体温异常、大小便失禁，以及皮肤水肿等。

（三）手术室压力性损伤危险因素评估工具的研究

从使用Braden、Waterlow量表到手术室专用压力性损伤评估量表，手术室压力性损伤危险评估工具经历了漫长的演变。20世纪90年代初期，国内外逐渐开展手术室压力性损伤的研究，研究中普遍使用Braden和Waterlow量表进行评估，虽然这两种量表对手术室压力性损伤预测的准确性和指导性不足，但已显示出人们对手术室压力性损伤的认识不断深入，重视程度不断提高。之后国内外学者自行设计了大量与手术相关的压力性损伤风险量表，这些评估工具更专业、更紧贴临床。如吴勤等设计的"急性压疮危险因素评估量表"、魏革等设计的"手术患者压疮风险因素评估表"、王悦等设计的"肿瘤患者术中急性压疮风险评估表"及Price等设计的"手术室压疮风险评估工具"，都很好地贴合了手术特点。

在手术室护理人员的不断努力下，近年来手术室压力性损伤评估工具的研究更加规范、科学。美国围手术期护理专家Munro创建的"围手术期压疮风险评估量表"，适用于术中和术后压力性损伤风险评估；巴西圣保罗大学Lopes等研制的"手术体位相关性压力性损伤风险评估量表（ELPO）"，适用范围广，可较准确地评估手术体位相关性压力性损伤风险；浙江大学医学院附属第二医院手术室设计的"手术患者压疮危险因素评估量表"，对术前压力性损伤风险预测的敏感度高。这些评估工具均具有良好的信效度和预测能力，在临床上得到了良好的应用效果。

2021年中华护理学会手术室专业委员会发布的"CORN术中获得性压力性损伤评估量表"，是国际上第一个由学术团体发布的手术相关压力性损伤风险评估量表，为手术室护理人员提供了具有较高特异性和敏感度的专业评估工具，同时为国内外手术室压力性损伤风险评估模式的统一提供了具有权威性的评估量表。

（四）手术室压力性损伤预防措施的研究

1. 护理管理方法

（1）集束化管理的运用。集束化管理是集合一系列有循证基础的诊疗或护理方案来处理某种难以治愈的临床疾患的护理方法。手术室在实施压力性损伤的集束化管理时，通常采用建立专项小组，并纳入培训、管理、全流程质量控制等方式。研究显示，对手术患者实施集束化管理，可对手术室压力性损伤进行全面管理和监控，系统性提高团队的防控意识和能力，有效降低手术相关压力性损伤的发生率，但目前，各类集束化管理方案差异较大，建立集束化管理模块或形成标准化流程更易于手术相关人员对手术室压力性损伤进行更系统和专业的管理。

（2）循证护理的运用。循证护理是在护理过程中，审慎、明确、明智地将科研结论与患者意愿相结合，获得最佳证据的过程。在手术室压力性损伤的管理中，循证护理是临床工作的实践基础。有研究者在心脏手术、小儿手术中寻找并应用最佳证据，提高了工作效率，降低了手术室压力性损伤的发生率。高兴莲等总结了手术患者围手术期压力性损伤预防及管理的最佳证据，条目简洁，便于临床运用。将循证护理运用于手术室压力性损伤的管理，可以更好地支持手术室护士对压力性损伤管理的决策，使手术室压力性损伤管理更紧密地贴合临床。

（3）基于PDCA循环的持续质量改进。运用PDCA循环进行持续质量改进也是手术室压力性损伤预防中常用的管理方法。通过持续质量改进，可迅速提高护理团队发现和解决问题的能力，在亟须解决的问题上有针对性地形成标准化措施，提高护理人员对手术相关压力性损伤的认知和防范能力，最终达到减少压力性损伤发生的目的。

2. 支撑面

与压力性损伤相关的支撑面包括床垫、体位垫、手术床、平车和坐垫等，可用以保护身体脆弱部位避免受压和分散受压部位的压力。早期，患者在手术阶段引起的压力性损伤易被忽视，手术室工作人员对手术相关的压力性损伤认识不足，缺乏防护意识，术中虽使用体位垫、支架、沙袋等固定体位和保护局部受压组织，但对于固定和支撑装置的材质、分散压力的效果及体位垫保护之外的受压部位并未关注。近20年来，手术室护理工作者对手术相关压力性损伤的预防、分类、干预越来越细化和深入，在支撑面管理和研发上更趋科学与合理。

提高支撑面分散压力的性能无疑是预防术中压力性损伤的主要措施。一项关于支撑面在预防手术患者压力性损伤中作用的综述调取了1990—2016年6个英文数据库233篇与支撑面相关的调查研究，结果显示，在整体性压力性损伤预防上，凝胶和聚氨酯材质床垫在抗压、抗剪切力方面具有良好的效果，在局部压力性损伤预防上，凝胶垫、泡沫敷料分散压力的效果显著。日本Mine Yoshimura等通过BOSS（border operating room spinal surgery）试验比较了软质硅胶泡沫敷料与聚氨酯敷料用于预防脊柱手术术中压力性损伤的效果，结果表明软质硅胶泡沫敷料的效果明显优于聚氨酯敷料。该作者之后的另一项研究延续BOSS试验方法，在高体重指数（body mass index，BMI）俯卧位患者胸部两侧和双侧髂骨分别垫聚氨酯薄膜敷料和软质硅胶泡沫敷料，后者显示出了良好的抗压效果。近年来，软质硅胶泡沫敷料在预防术中压力性损伤中的作用突出，在临床得到了广泛应用。国内研究者改良或发明的可控性交替式气囊垫、凝胶头托、可调节式U形凝胶啫喱垫头部支撑装置等，较好地解决了术中头面部压力性损伤的问题。目前，国内有学者报道了一款拉伸性和提升皮肤延展性效果较好的电活性水凝胶敷料，该敷料与皮肤组织具有良好的生物相容性，对压力具有缓冲和分散功能，其独特的电活性在压力作用下产生的电信号可深入刺激皮下组织和血管生理活动，调控压力性损伤部位氧气与营养物质，进而预防与治疗该部位的压力性损伤。De-Fe Shih等研究的一款柔性织物压力传感器和实时读出系统，可定时测量支撑面压力并读取数据，通过数据了解术中组织受压的情况，从而支持手术室护士制订干预措施。目前，临床使用的支撑面大多同时具备减压、减震、利于排汗等良好的性能，使得手术室压力性损伤的预防更安全、准确，为护理工作带来了极大的便利。

在手术中合理选择支撑面不是一个孤立的行动，应该综合全环境进行考虑。支撑面器具的改进也可融合温度、压力传感器等要素，使手术室护士能更准确地预测患者压力性损伤发生情况并减压，更简便快捷的操作。

二、未来发展趋势

（一）智能化风险评估将替代传统的压力性损伤评估手段

压力性损伤风险预测是预防压力性损伤发生的关键环节。目前，国内外均由护士使用各类压力性损伤风险评估表人工进行压力性损伤风险评估，评估结果仍受护士个体能力或认识水平差异的影响。日本有学者使用电子健康记录分析压力性损伤相关因素，构建基于机器学习技术的住院压力性损伤预测模型，对手术室外发生的压力性损伤进行预测，预测结果能更准确地指导临床。国内有医院引进手术室护理信息系统，利用该系统的手术室压力性损伤风险评估模块采集手术数据，机器通过学习，构建并训练出有显著学习效果的神经网络预测模型，可在术前对压力性损伤护理效果进行有效预测，为制订干预措施提供有意义的量化参考指标。护理人员制订术前压力性损伤预防方案时，可使用预测模型对方案进行评估，估测是否需要增加或者减少护理措施。智能化机器学习预测压力性损伤更精准、快捷，可实现精准化预防手术相关的压力性损伤发生，提高护理工作质效。不难推测，未来智能化风险评估技术将广泛地运用于压力性损伤的评估和干预中，全面替代传统的压力性损伤评估手段。

（二）多学科合作管理模式或将成为手术室压力性损伤管理的主要模式

院内压力性损伤链式管理以多学科压力性损伤管理团队为核心，从团队建设、环节质量控制等方面考虑，在患者就诊、急诊、ICU、手术室、病房、延续护理各环节实施压力性损伤评估、干预，建立组织和环节管理链，加强了压力性损伤护理的横向管理和控制，形成了无缝隙、连续的链式管理结构，有效降低了院内压力性损伤的发生率。有研究者将院内压力性损伤链式管理模式运用于手术室压力性损伤管理，组建手术室压力性损伤多学科团队，运用大数据预测压力性损伤风险，结合压力性损伤风险类型给予规范干预方案，在手术室、病房间建立压力性损伤跨科交接班制度，建立完善的上报和评价系统，形成病房、手术室、麻醉等部门医护团结协作、环环相扣的闭环管理，有效降低了手术室压力性损伤的发生率。

压力性损伤链式管理为手术室压力性损伤护理管理提供了一个非常好的思路，这种多学科合作模式联合医疗机构的优势力量，为患者提供最佳诊疗方案，该模式在专科护士领域已经开展得比较成熟，将多学科合作模式更普遍地运用于手术室压力性损伤管理，未来有可能全面提高我国手术室压力性损伤的管理水平。

（谢红珍　宁成云）

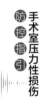
第二节
压力性损伤的定义与分期

近年来，随着研究的深入，压力性损伤的定义与分期不断得到更新。2016年4月8日，美国国家压疮咨询委员会（National Pressure Ulcer Advisory Panel，NPUAP）在美国芝加哥罗斯蒙特召开关于压疮定义和分期的学术会议，将压疮命名为"压力性损伤"。故文中引用的文献中，2016年以前的文献表达为"压疮"，2016年以后的文献表达为"压力性损伤"。

一、定义

压力性损伤曾被称为"压疮""褥疮""压力性溃疡（pressure ulcer）"。相对来说，"损伤"一词涵盖的范围更广，它既包括了开放性的溃疡，也包括了没有明显外观表现的深部组织损伤。

（一）压力性损伤

压力性损伤是指发生于皮肤和（或）潜在皮下软组织的局限性损伤，通常发生在骨隆突处或与医疗器械有关的部位，可表现为局部组织受损但表皮完整或开放性溃疡，并可能伴有疼痛。剧烈和（或）长期的压力或压力联合剪切力可导致压力性损伤出现，皮下软组织对压力和剪切力的耐受性受环境、营养、灌注、并发症和软组织等条件影响。

（二）手术患者术中获得性压力性损伤

手术室是进行外科手术治疗与急危重症抢救的重要场所。患者在术中受麻醉药物影响，感受器会暂时失去信号传递功能与自主活动能力，而且患者因术中持续被动体位易造成压力性损伤。手术室压力性损伤是护理领域的研究热点和难题，被列为医疗质量控制中心评价手术室护理质量的重要指标之一。国内外学者认为术中皮肤压力性损伤是指手术过程中发生的皮肤损伤，多数延迟发生的围手术期压力性损伤于术后3天内出现。国内学者魏彦姝等对"术中获得性压力性损伤"进行了解释，即"手术过程中发生的皮肤损伤，为急性压疮，可能发生于术后几小时内，但是大多数发生在术后1~3天，也有可能发生在术后6天内"。

（三）其他有关的压力性损伤

1. 医疗器械相关性压力性损伤

医疗器械相关性压力性损伤是病因学描述，系使用了诊断或治疗的相关器械所致，其外观表现与医疗器械的样式或形状相符合。此种损伤应该使用分期系统进行分类。

2. 黏膜压力性损伤

黏膜压力性损伤是指因使用医疗器械所致的局部黏膜部位的损伤。由于损伤部位的解剖特点，这些损伤无法进行分期。黏膜压力性损伤可以被认为是特定部位的医疗器械相关性压力性损伤，这些部位包括鼻黏膜、口腔黏膜、阴道黏膜等，虽然这种损伤不能进行相应的分期，但是其总的防治原则和其他压力性损伤有一致之处，需要手术室护理工作者在临床工作中关注。

二、分期

（一）1期压力性损伤

1期压力性损伤是指皮肤完整，局部出现指压不变白的红斑，在深色皮肤上的表现可能不同（图1-2-1）。指压变白的红斑及感觉、温度或硬度改变可能早于皮肤可视性变化。其中，皮肤颜色变化不包括紫色或栗色改变，它们可能提示深部组织压力性损伤。

（二）2期压力性损伤

2期压力性损伤是指部分皮层缺损伴真皮层外露；创面基底部尚有活性，呈粉色或红色，湿润；也可表现为完整或破损的浆液性水疱；脂肪及深部组织没有外露，也没有肉芽组织、腐肉或焦痂（图1-2-2）。此期损伤通常是由于局部不良的微环境使皮肤受到剪切力所致。此期压力性损伤不能用于描述失禁性皮炎、皮肤皱褶处皮炎等潮湿环境相关性皮肤损伤，医用胶黏剂相关性皮肤损伤，以及皮肤裂伤、烧伤、擦伤等创伤性创面。

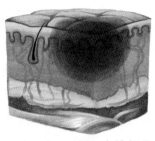

图1-2-1　1期压力性损伤

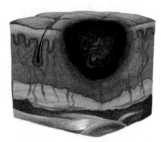

图1-2-2　2期压力性损伤

（三）3期压力性损伤

3期压力性损伤是指皮肤全层缺损，脂肪组织外露，通常可见肉芽组织或创缘内卷，局部也可有腐肉和（或）焦痂，组织损伤的深度因解剖部位而异，脂肪组织丰富的部位创面可能会更深（图1-2-3）。此外，可能会出现潜行腔隙和窦道，没有筋膜、肌肉、肌腱、韧带、软骨和（或）骨的外露。如果腐肉或焦痂掩盖了组织缺损程度，就是不可分期的压力性损伤。

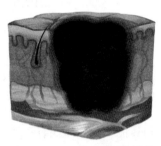

图1-2-3　3期压力性损伤

（四）4期压力性损伤

4期压力性损伤是指全层皮肤和组织缺损形成的溃疡，伴有可见或可触及的筋膜、肌肉、肌腱、韧带、软骨或骨外露，局部也可有腐肉和（或）

焦痂，通常伴有创缘内卷、潜行腔隙和（或）窦道（图1-2-4）。溃疡深度因解剖部位而异。如果腐肉或焦痂掩盖了组织缺损程度，就是不可分期的压力性损伤。

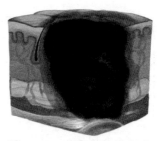

图1-2-4　4期压力性损伤

（五）不可分期的压力性损伤

不可分期的压力性损伤是指虽然有全层皮肤和组织缺损，但是由于局部有腐肉和（或）焦痂覆盖，缺损程度难以确定，如果去除了腐肉和（或）焦痂，就能明确是3期或是4期压力性损伤（图1-2-5）。足跟或缺血肢体的稳定焦痂（干燥、黏附紧密完整、无红斑或波动感）不应该软化或去除。

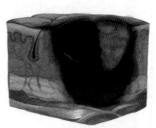

图1-2-5　不可分期的
压力性损伤

（六）深部组织压力性损伤

深部组织压力性损伤是指皮肤完整或不完整，局部呈现持续指压不变白的深红色、栗色、紫色改变，或表皮分离后可见创面基底部呈黑色或可见充血的水疱（图1-2-6）。疼痛和温度改变往往早于皮肤颜色变化。深色皮肤的颜色改变可能会有所不同。此种损伤是由于

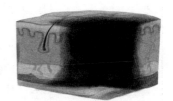

图1-2-6　深部组织
压力性损伤

骨骼-肌肉交界面受到强烈和（或）持续的压力和剪切力所致，其可迅速进展并暴露组织损伤的实际程度，也可能溶解吸收而不出现组织缺损。如果可见坏死组织、皮下组织、肉芽组织、筋膜、肌肉或其他深层组织，那么就是皮肤全层的压力性损伤（3期或4期）。此种损伤不能用于描述血管性、创伤性、神经性或皮肤相关性的创面。

附件：表1-2-1。

表1-2-1　压

时间	发布方	内容	定义		
2007年	NPUAP	压疮分期标准	由于压力、剪切力和（或）摩擦力而导致皮肤、皮下组织、肌肉及骨骼的局限性损伤，常发生在骨隆突处	Ⅰ期：在骨隆突处的皮肤完整，但伴有压之不褪色的局限性红斑	Ⅱ期：真皮部分失，表现为一个开放性溃疡，伴红色的伤口床面），也可能表一个完整的或破血清性水疱
2009年	NPUAP和EPUAP	第1版《压疮预防和治疗：临床实践指南》	皮肤和（或）皮下组织的局限性损伤，通常位于骨隆突处，由压力（包括压力联合剪切力）所致	Ⅰ期：皮肤完整，出现压之不褪色的局限性红斑	Ⅱ期：部分表失，表现为浅表性溃疡，创面呈色、无腐肉，也现为完整或破液性水疱
2014年10月	NPUAP、EPUAP和PPPIA	第2版《压疮预防和治疗：临床实践指南》	—	—	—
2016年4月	NPUAP	压力性损伤定义和分期学术会议［将"压力性溃疡（压疮）"改为"压力性损伤"］	指皮肤和深部软组织的局部损伤，通常位于骨隆突处，或与医疗设备等相关	1期：皮肤完整，局部出现指压不变白的红斑	2期：部分皮层伴真皮层外露基底部尚有活性粉色或红色，湿也可表现为完整损的浆液性水疱
2019年11月	NPIAP、EPUAP和PPPIA	《压疮/压力性损伤的预防和治疗：临床实践指南》	指由压力或压力联合剪切力导致的皮肤和（或）皮下组织的局部损伤，通常位于骨隆突处，但也可能与医疗器械或其他物体有关	—	—

注：NPUAP为美国国家压疮咨询委员会（后于2016年6月更名为NPIAP，美国国家压力性损伤咨询小组），EPUAP为欧洲压力性损伤咨询小组，PPPIA为泛太平洋压力性损伤联合会。

定义与分期的发展过程

分期					附加的压力性损伤	
期：全层皮组织缺失，见皮下脂肪露，但骨、肌腱、肌未外露	IV期：全层组织缺失，伴有骨、肌腱或肌肉外露，伤口床的某些部位有腐肉或焦痂，常有潜行腔隙或窦道	不明确分期：全层组织缺失，但是溃疡底部有腐肉覆盖，或者伤口床有焦痂附着	可疑深部组织损伤：皮下软组织受到压力或剪切力的损害，局部皮肤完整但可出现颜色改变（如紫色或褐红色改变），或导致充血的水疱	—	—	
期：全层皮缺失，可见下脂肪，但骼、肌腱或肉尚未显露	IV期：全层组织缺失，伴骨骼、肌腱或肌肉外露，可以探及外露的骨骼或肌腱	不可分期：全层组织缺失，创面基底部覆盖腐肉和（或）焦痂	可疑深部组织损伤：皮肤完整，局部区域出现紫色或褐红色颜色改变，或出现充血性水疱	—	—	
—	—	—	—	—		
期：皮肤全缺损，脂肪织外露，通可见肉芽织或创缘内，局部也有腐肉和（或）焦痂	4期：全层皮肤和组织缺损形成的溃疡，伴有可见或可触及的筋膜、肌肉、肌腱、韧带、软骨或骨外露，局部也可有腐肉和（或）焦痂	不可分期的压力性损伤：损伤程度不明的全层皮肤和组织缺损	深部组织压力性损伤：皮肤完整或不完整，局部呈现持续指压不变白的深红色、栗色、紫色改变，或表皮分离后可见黑色创面基底部或充血的水疱	医疗器械相关性压力性损伤系在诊断或治疗时使用了相关器械所致，其外观表现与医疗器械的样式或形状相符合	黏膜压力性损伤指由于使用医疗器械所致的局部黏膜部位的损伤	
—	—	—	—	—		

（黎蔚华　熊婉芳）

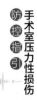

手术室压力性损伤的危害及其发生机制

　　压力性损伤被列为对患者造成严重危害的五大常见问题之一。术中压力性损伤一般是指发生在皮肤和（或）皮下组织的损伤，术后48～72 h内最常见。手术患者是院内压力性损伤发生的高危人群，欧美国家手术患者压力性损伤的发生率为14.3%～21.2%，在我国其发生率为7.2%。手术患者住院期间发生压力性损伤不仅会增加患者的治疗费用，而且延长了预后时间，若处理不及时会对患者的生命造成威胁。手术室压力性损伤发生的危险因素包括：手术体位、手术时长、出血量、体温等。了解压力性损伤的发生、发展过程对其防治尤为重要。

一、手术室压力性损伤的危害

（一）疼痛

　　压力性损伤相关性疼痛（pressure injury related pain，PIRP）是指身体某部位发生可见压力性损伤而产生的疼痛。压力性损伤患者在各个分期都存在不同的疼痛感，诱发PIRP的因素除了伤口炎症、感受性疼痛和神经组织损伤造成的神经病理性疼痛外，还有敷料移除、伤口清洗、清创及不恰当的敷料选择引起的伤口疼痛。其中，神经性疼痛多表现为烧灼样、电击样、针刺样疼痛。

（二）感染

　　手术室压力性损伤高风险患者由于皮肤软组织受压导致局部缺血缺

氧，各种细胞毒性物质无法进行有效转运，使其代谢发生紊乱，进而引起局部皮肤组织坏死从而出现压力性损伤。当皮肤生理屏障被破坏后，皮肤常驻菌大肠埃希菌、金黄色葡萄球菌、表皮葡萄球菌等便在创面大量繁殖，局部出现炎症反应，进而引起感染。损伤向深部发展可累及骨膜甚至骨质，引起局灶性骨膜炎或骨髓炎，严重时可导致败血症的发生，危及生命。

（三）加重基础疾病

手术室压力性损伤的发生和发展会降低老年患者的自身疾病防御机制，可能诱发或进一步加重老年患者基础疾病（慢性支气管炎、糖尿病、心脏病等），严重时危及生命。

（四）延长病程

手术室压力性损伤的发生不但增加了疾病治愈的风险，还延长了患者的住院时间，降低手术治疗的预期效果。

（五）负性情绪

压力性损伤导致患者身体局部产生疼痛，皮肤外观发生变化，且因治疗和康复导致其生活和经济负担加重，由此产生负性情绪，从而影响病情康复。

（六）经济负担

一旦发生压力性损伤，必要时还需采取外科手术治疗，延长了住院时间，给患者造成了较重的经济负担。有文献报道称，英国每年花费近20亿英镑（1英镑≈10.0元人民币）预防、检测和治疗压力性损伤。2012年，英国一项研究指出，治疗 I 期压疮约消耗1 214英镑，IV期压疮约需14 108英镑。一项研究显示，2014年重庆某医院122例老年住院患者压疮治疗总费用为183 356.5元。

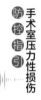
（七）医疗资源浪费

压力性损伤的发生使得本就经费有限的医疗机构在压力性损伤药物或材料上的支出增加。如果能够在围手术期做好预防，将压力性损伤的发生概率降到最低，就可以节约医疗资源，将其用在更需要的患者身上。

二、手术室压力性损伤的发生机制

（一）缺血机制

缺血是压力性损伤形成的主要因素。人体毛细血管的平均动脉毛细血管压力约为6.26 kPa（1 mmHg≈0.133 kPa），当局部压力高于毛细血管关闭所需的压力时，就会导致受压组织毛细血管网血运阻断，引起缺血、缺氧和代谢障碍。缺血后，各层组织发生相应的病理变化，主要包括血小板聚集、微血栓形成、细胞氧化磷酸化减少、能量代谢障碍等，最终导致细胞功能结构异常而变性坏死。压力性损伤的形成具有压力依赖性和时间依赖性的特点，强烈的压力在短时间内即可引起皮肤及深部组织的损伤，形成严重的压力性损伤。

（二）缺血再灌注机制

缺血再灌注是压力性损伤发生、发展的重要机制。组织受压时，缺血组织含氧量减少，当血液再灌注时，组织恢复供氧，大量的电子受体使氧自由基爆发性释放，加重组织氧化损伤；钙超载致血管收缩、痉挛或栓塞；炎性细胞浸润产生大量炎性介质，中性粒细胞的黏附和迁移引起血管内皮细胞发生不可逆损伤。

（三）机体体温调节机制

体温过低或过高均是压力性损伤的高危因素。体温过低是指因手术、麻醉等因素在手术过程中可导致机体处于低体温的环境，使机体丧失体温调节能力。手术过程中，由于手术室温度过低、失血量过多、使用大量未加热冲洗液及血制品等因素，导致机体外周血管处于收缩状态，减弱末梢循环功能，进而导致压力性损伤发生的风险升高。体温过高时，汗液分泌过多，机体新陈代谢加快，机体耗氧量增加，对于持续受压患者，体温每升高1℃，组织代谢耗氧量增加10%，受压组织持续缺血缺氧，进而导致压力性损伤的发生。

（李文红　何钊怡）

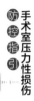

第四节
手术室压力性损伤的危险因素

手术室压力性损伤发生的主要因素可分为内源性因素和外源性因素两大类。内源性因素包括患者年龄、营养、体重、疾病与用药、精神心理及其他因素等；外源性因素包括物理因素及手术相关性因素，其中手术相关性因素包括麻醉与术中低血压、手术类型、手术时间、手术体位、湿度、温度及手术人员不良习惯等。由于患者在手术过程中受到各种特异性因素的限制，如手术时间、制动、低灌注、感觉障碍等，无法缓解局部组织的受力，故手术中的患者是压力性损伤的高发人群。只有掌握手术室压力性损伤发生的危险因素，才能更好地采取相关护理措施，从而预防及减少手术室压力性损伤的发生。

一、内源性因素

内源性因素是指与患者自身相关的因素。

（一）年龄

年龄是手术室压力性损伤发生的主要因素。

年龄≥65岁患者的压力性损伤发生率与年龄呈正相关。随着年龄增加，皮肤微循环开始变化，血液循环功能也逐步衰退，血流灌注在皮肤组织局部受压后恢复困难；加上老年患者真皮基质薄，皮肤弹性差，脂肪及肌肉组织少，从而导致细胞修复速度降低。研究发现，在所有年龄段中，手术室压力性损伤发生率最高的年龄段是75岁以上。

年龄≤14岁患儿的压力性损伤发生率与年龄呈负相关。年龄偏小的患儿对照护者的依赖性较大，预防疏忽和护理不当均可成为压力性损伤形成的诱因。

（二）营养

营养不良是营养低下的状态，其特征是食物摄入不充足、食欲下降、肌肉萎缩及体质下降，无法满足机体能量与蛋白质的需求，其既是压力性损伤形成的危险因素，又是压力性损伤经久不愈的主要原因。若患者存在皮下脂肪减少、组织器官应激调节功能减弱及肌肉萎缩等症状，受压时更易导致压力性损伤发生，而上述症状均可由营养不良导致，因此认为营养因素也与压力性损伤发生直接相关。

（三）体重

患者体形过于肥胖或过于消瘦均会增加手术室压力性损伤发生的风险。当患者体重＞75 kg，卧床时体重对皮肤的压力增加，易导致压力性损伤形成。需要注意的是，患者体形过于消瘦时，由于皮下缺少脂肪组织保护，卧位时皮肤血管受压，血液循环不良，导致皮肤耐受力下降，也易导致压力性损伤的发生。

（四）疾病与用药

低蛋白血症、糖尿病、恶病质、负氮平衡、感觉神经受损等疾病因素使手术室压力性损伤的发生率增高。其中，糖尿病患者发生压力性损伤的危险性比非糖尿病者约高3倍，氧供减少、反应性充血延迟和血管闭塞加快是手术室压力性损伤的发病机制。术前血红蛋白较低的患者发生手术室压力性损伤的概率较大。当患者术前血清白蛋白低于28 g/L时，血清白蛋白越低，手术室压力性损伤发生率越高。有糖尿病、神经感觉缺失、低蛋白血症等基础疾病的患者手术室压力性损伤的发生概率高于一般患者；若同时合并脑栓塞、高血压等心血管疾病，会进一步增加患者手术室压力性损伤的发生风险。同时，术前长期服用各种药物，特别是激素类药物，可降低患者机体的抵抗力，继而增加手术室压力性损伤的发生风险。

（五）精神心理及其他因素

有学者通过Norton评估量表、Waterlow评估量表和压力性损伤危险因素评估量表发现，神经压抑、焦虑恐惧、情绪打击等精神心理因素会引起淋巴管阻塞，导致无氧代谢产物聚集，诱发组织损伤，意识障碍程度越深越易发生压力性损伤。除此之外，吸烟、认知功能障碍、缺乏自我保护意识等也是压力性损伤发生的危险因素。

二、外源性因素

外源性因素包括物理因素和手术相关性因素。

（一）物理因素

1. 压力

压力是造成压力性损伤的最主要因素，压力性损伤的产生与压力的强弱及受压时间有关，压力越强，受压时间越长，压力性损伤的发生概率就越高，严重程度也越深。其中，垂直压力是手术室压力性损伤最主要的因素。垂直压力大部分来源于患者自身的体重，医疗器械使用不当、手术体位摆放不当等也会加重垂直压力。

另外，需长时间保持同一体位者，身体某一部分的皮肤持续承受体重的压迫也可引起压力性损伤。9.3 kPa的压力持续压迫2 h就可能引起不可逆的细胞变化。同时也有研究证实，较小压力的持续压迫危害更大，当外部压力超过4.27 kPa时，局部血流阻断，易造成皮下组织缺血坏死，肌肉比皮肤更敏感。

2. 摩擦力

摩擦力是皮肤与其接触的表面相互移动而产生的，主要来源于皮肤与衣物及床单表面逆行的阻力摩擦，其中床单材质不良、不平整或有渣屑，患者衣裤材质粗糙、有褶皱，搬动患者时拖、拉、拽、扯等动作，肢体约束患者的皮肤与床单、约束带等的摩擦都会使皮肤受到的摩擦力增加。另外，手术时间长，患者不耐受手术体位，频繁移动肢体也会增加皮肤与手术单的摩擦。虽然摩擦不直接导致压力性损伤，但摩擦力作用于皮肤后易损害角质层，使皮肤的表层脱落，增加其对压力性损伤的敏感性。另外摩擦使皮肤温度升高，组织耗氧量增加，加剧组织缺血程度，一旦受到潮湿等刺激，受损的皮肤更易发生压力性损伤。

3. 剪切力

剪切力亦称切应力，是由两层相邻组织表面间滑行而产生进行性的相对移位力。剪切力是导致压力性损伤的另一个危险因素，比垂直方向的压力更具危害性，由摩擦力和压力相叠而成，可引起深部组织损伤，常见于特殊体位摆放的患者或在强行移动麻醉患者的过程中。剪切力的产生与体位导致的压力和摩擦力有密切关系。如半坐卧位时，由于重力作用，身体向下滑行，而表层皮肤组织因为摩擦力仍停留在原位，两层组织间产生牵张而形成剪切力。

（二）手术相关性因素

1. 麻醉与术中低血压

为了便于手术开展，术中会采取全麻或者硬膜外麻醉等方式。气管内全麻患者的手术室压力性损伤发生率明显高于硬脊膜腔外麻醉患者，其原因在于全麻患者皮肤及肌肉的调节能力更低，麻醉药物的阻滞作用使受阻部位以下的血管扩张、血流缓慢，导致受压部位失去正常的血液循环。与此同时，患者反应迟钝，暂时丧失对身体某些部位不适的反应，使组织缺血、缺氧加重，无氧代谢产物不能及时排除，因此极易形成手术室压力性损伤。有调查指出，术中低血压时间与手术时间比＞20%的患者，术后发生压力性损伤的概率是术中未出现低血压患者的5.5倍。术中较长时间的低血压可引起组织灌注不足，降低了组织对缺血、缺氧的耐受力，因此低血压也是手术室压力性损伤发生的危险因素。

2. 手术类型

不同专科的手术患者，即使经过压力性损伤风险评估筛查出高危患者后采取预防策略，最终手术室压力性损伤的发生率也有差异，脊柱外科、心血管外科、神经外科手术室压力性损伤发生率居前3位。脊柱外科手术患者多为俯卧位、仰卧位，手术过程中常规使用钉、凿、钻、锯等工具，对手术部位施加额外的冲击力，亦增加了支撑部位的压力和剪切力；心血管外科手术除手术时间较长的影响因素外，低温治疗和体外循环下的低灌注也是手术室压力性损伤发生的重要影响因素；神经外科手术室压力性损伤多发生在颅底手术患者中，该类患者手术时间长，常规采用半坐位、卧位和侧卧位等，受压部位皮肤和肌肉的压力、剪切力增加，如果患者术前存在肢体功能障碍则手术室压力性损伤的发生风险更高。

3. 手术时间

手术时间与手术室压力性损伤的发生率成正比，手术时间越长，局部组织低灌注或缺血状态及受压部位表皮温度的降低程度越深，损伤的发生率越高。有研究表明，手术时间＞2.5 h是手术室压力性损伤发生的危险因素；如果手术时间超过4 h，即使患者体质良好也有组织损伤的风险；手术时间每增加30 min会使手术室压力性损伤发生风险增加约33%。

4. 手术体位

手术体位由手术类型与手术部位决定，而手术体位决定了手术患者的受压部位。有研究指出，术中采取侧卧位、俯卧位及仰卧位的患者易发生手术室压力性损伤。侧卧位是心胸外、胃肠外、泌尿外等科室常用的手术体位，患者机体与床面接触面积减少，膝部、臀部、面部、耳廓、髂嵴及外踝部位成为机体与床面接触的主要支撑点；俯卧位是骨科、神经外科常用手术体位，身体支撑点集中在足背部、胫骨、髂前上棘、胸部、颊部、颌部、耳廓部，上述部位脂肪与肌肉较少，皮肤比较薄，对压力耐受差；仰卧位支撑点集中在足跟、髋部、骶骨、尾骨、肘部、肩部及枕部，如果长时间保持以上体位，皮肤组织受到体质量压力、床单和约束带摩擦力及相近组织的剪切力，导致深部皮肤组织被动缺血、缺氧受损，可增加手术室压力性损伤的发生风险。

5. 湿度

潮湿和液体过多可引起患者皮肤浸渍，保护性油脂丧失，削弱皮肤角质层的屏障作用，导致皮肤软化和抵抗力降低，致使皮肤水肿，利于有毒细菌的滋生和繁殖，进而增加了压力性损伤的发生。同时，皮肤潮湿使身体粘贴于床垫上，增加了剪切力，在潮湿环境下压力性损伤发生率比干燥环境下压力性损伤发生率高5倍。

6. 温度

患者体温过低或过高均会影响手术室压力性损伤的发生。

（1）体温过低。美国围手术期注册护士协会（Association of Perioperative Registered Nurses，AORN）将患者低体温定义为"体温<36℃"。手术过程中患者新陈代谢减慢，且手术室温度过低、术中输液量较大、失血及使用大量生理盐水（<37℃）冲洗腹腔，都会导致外周血液循环不良，导致受压区血供减少，增加手术室压力性损伤发生率。

（2）体温过高。体温每升高1℃，组织新陈代谢加速的同时耗氧量增加10%，当组织持续受压产生缺血，合并体温升高会引起高代谢需求。故在组织缺氧的情况下，温度升高同样增加手术室压力性损伤的发生风险；应用加温毯或加温床垫增加了组织的氧耗，也增加了手术室压力性损伤的发生风险。所以，手术过程中应注意维持体温的恒定，避免体温变化幅度过大，以防体温过高或过低造成皮肤不必要的损伤，降低手术室压力性损伤的发生风险。

7. 手术人员不良习惯

术前消毒液使用过多、冲洗术野时动作幅度过大，致冲洗液外溢；医疗器械使用不当，造成器械性损伤；术中手术人员随意倚靠患者肢体等不良习惯均会增加手术室压力性损伤的发生风险。

（1）术前消毒液使用过多，手术人员冲洗术野时动作幅度过大，致冲洗液外溢。术中出血、渗液，术后血液、消毒液、冲洗液未清理或干透使手术床潮湿，患者受压部位皮肤长时间处于潮湿状态，使皮肤抵抗力下降，增加了手术室压力性损伤的发生风险。

（2）医疗器械使用不当，造成器械性损伤。术中全身麻醉患者常需要气管插管辅助呼吸，管道长时间压迫于患者鼻翼及额面部，易导致该部位发红或破损，从而形成手术室压力性损伤；心电监护过程中，使用脉氧夹监测氧饱和度，若脉氧夹过紧，易引起手指末端缺血缺氧；电线与管道放置不规范致皮肤受压，时间过长同样也易导致该部位发生手术室压力性损伤。

（3）术中手术人员倚靠于患者肢体上，造成额外的压力，会增加患者手术室压力性损伤发生率。

随着手术方法的不断进步、手术难度的不断提高，手术室压力性损伤的危险因素会有所增加，需要手术室工作人员对新出现的问题进行不断的研究、总结和交流，以寻求临床解决方案。

（邱逸红　冯丽君）

参考文献

［1］SHAFIPOUR V, RAMEZANPOUR E, GORJI M A H, et al. Prevalence of postoperative pressure ulcer: a systematic review and meta-analysis［J］. Electron Physician, 2016, 8（11）: 3170-3176.

［2］胡爱玲，郑美春，李伟娟. 现代伤口与肠造口临床护理实践［M］.

北京：中国协和医科大学出版社，2010.

［3］孙玉梅，张雪. 手术压疮的护理研究与预防进展［J］. 护士进修杂志，2013，28（4）：305-307.

［4］HAESLER E. Prevention and treatment of pressure ulcers/injuries：clinical practice guideline. The international guideline［M］. EPUAP/NPIAP/PPPIA：2019.

［5］蒋琪霞. 压疮护理学［M］. 北京：人民卫生出版社，2015.

［6］DIANA ARMSTRONG R N，PAMELA BORTZ R N. An integrative review of pressure relief in surgical patients［J］. AORN J，2001，73（3）：645-674.

［7］CHALIAN A A，KAGAN S H. Backside first in head and neck surgery：preventing pressure ulcers inextended length surgeries［J］. Head & Neck，2001，23（1）：25-28.

［8］魏革，刘苏君. 手术室护理学［M］. 2版. 北京：人民军医出版社，2005.

［9］张莉，杨旭，钱晓燕，等. 手术病人压疮风险因素及评估工具的研究进展［J］. 循证护理，2020，6（4）：320-323.

［10］SCHULZ A. Predicting and preventing pressure ulcers in surgical patients［J］. AORN J，2005，81（5）：985-1006.

［11］徐玲，蒋琪霞. 我国12所医院压疮现患率和医院内获得性压疮发生率调研［J］. 护理学报，2012，19（9）：9-13.

［12］VERMILLION C. Operating room acquired pressure ulcers［J］. Decubitus，1990，3（1）：26-30.

［13］吴勤，崔渝敏，陈燕，等. 急性压疮危险因素评估量表在心脏直视手术患者中的应用［J］. 中华护理杂志，2009，44（1）：40-42.

［14］王悦，宋辉，刘佳. 肿瘤患者术中急性压疮风险评估表的研究［J］. 护士进修杂志，2015，30（12）：1120-1122.

［15］PRICE M C，WHITNEY J D，KING C A，et al. Development of a risk assessment tool for intraoperative pressure ulcers［J］. J Wound Ostomy Continence Nurs，2005，32（1）19-30.

［16］MUNRO C A. The development of a pressure ulcer risk-assessment scale for perioperative patients［J］. AORN J, 2010, 92（3）: 272-287.

［17］贾静, 罗彩凤, 孙婧, 等. Munro与Braden压疮评估表用于手术患者压疮评估预测效度比较［J］. 护理学杂志, 2017, 32（18）: 57-61.

［18］于文君, 张晓红, 蒋紫娟, 等. Munro与Waterlow评估量表在神经外科手术患者压疮预测中的效果评价［J］. 护士进修杂志, 2019, 34（13）: 1170-1174.

［19］童琍琍, 赵梅, 杨玉英, 等. 汉化版Munro成人手术室压疮风险评估表在全身麻醉手术中的应用研究［J］. 重庆医学, 2018, 47（10）: 1336-1339.

［20］李冬雪, 盛孝敏, 唐佳, 等. 改良版Munro围术期成人压疮风险评估量表在手术患者压疮评估中的预测性研究［J］. 重庆医科大学学报, 2018, 43（2）: 297-301.

［21］LOPES C M, HAAS V J, DANTAS R A, et al. Assessment scale of risk for surgical positioning injuries［J］. Rev Lat Am Enfermagem, 2016, 24: e2704.

［22］钱维明, 黄立峰, 项海燕, 等. 手术患者压疮危险因素评估量表的研制［J］. 中国护理管理, 2013, 13（8）: 24-27.

［23］王英丽, 张圣洁, 蒲霞, 等. 手术患者压疮危险因素评估量表在骨科后路手术患者中的信效度检验［J］. 中国护理管理, 2016, 16（7）: 906-909.

［24］北京护理学会手术室专业委员会. 术中获得性压力性损伤预防与护理专家共识［J］. 中华现代护理杂志, 2020, 26（28）: 3853-3861.

［25］侯晓敏, 苏青, 郑莉丽, 等. 集束化护理干预预防神经外科手术患者术中压疮［J］. 护理学杂志, 2015, 30（16）: 52-55.

［26］黄维健, 曲华. 集束化干预策略在手术相关压疮跟踪管理的应用［J］. 护理学杂志, 2016, 31（8）: 36-37.

［27］李思, 高红芝, 张小琼, 等. 循证护理解决手术过程中常见问题的探讨［J］. 解放军护理杂志, 2006, 23（1）: 63-64.

［28］汪佳伟, 顾莺, 徐培红, 等. 俯卧位手术患儿体位管理的最佳证据应用［J］. 护理学杂志, 2020, 35（15）: 103-106.

［29］张凯丽. 循证标准化护理在长时间侧卧位心脏手术患者术中压疮预防中的应用［J］. 中国临床护理, 2019, 11（1）: 8-10, 14.

［30］高兴莲，余文静，肖瑶，等.手术患者围术期压力性损伤预防及管理最佳证据总结［J］.护理学报，2021，28（6）：22-26.

［31］胡蓉，陈佳丽，宁宁，等.脊髓损伤病人压力性损伤预防的最佳证据总结［J］.护理研究，2022，36（2）：211-216.

［32］高菊玲，胡翠莲，李雯婷，等.品管圈活动降低手术患者急性压疮发生率［J］.护理学杂志，2015，30（12）：44-47.

［33］FARLEY M. Oh my, the pressure［J］. Can Oper Room Nurs J, 2002, 20（2）: 9-13, 20.

［34］GROUS C A, REILLY N J, GIFT A G. Skin integrity in patients undergoing prolonged operations［J］. Wound Ostomy Continence Nurs, 1997, 24（2）: 86-91.

［35］DE OLIVERA K F, NASCIMENTO K G, NICOLUSSI A C, et al. Support surfaces in the prevention of pressure ulcers insurgical patients: an integrative review［J］. Int Nurs Pract, 2017, 23（4）: e12553.

［36］HUANG W J, ZHU Y J, QU H. Use of an alternating inflatable head pad in patients undergoing open heart surgery［J］. Med Sci Monit, 2018, 24: 970-976.

［37］YOSHIMURA M, OHURA N, TANAKA J, et al. Soft silicone foam dressing is more effective than polyurethane film dressing for preventing intraoperatively acquired pressure ulcers in spinal surgery patients: the border operating room spinal surgery（BOSS）trial in Japan［J］. Int Wound J, 2018, 15（2）: 188-197.

［38］YOSHIMURA M, OHURA N, SANTAMARIA N, et al. High body mass index is a strong predictor of intraoperative acquired pressure injury in spinal surgery patients when prophylactic film dressings are applied: a retrospective analysis prior to the BOSS trail［J］. Int Wound J, 2020, 17（3）: 660-669.

［39］CLAY P, CRUZ C, AYOTTE k, et al. Device related pressure ulcers pre and post identification and intervention［J］. J Pediatr Nurs, 2018, 41: 77-79.

［40］EBERHARDT T D, DE LIMA S B S, DE AVILA SOARES R S, et al. Prevention of pressure injury in the operating room: heels operating room pressure injury trial［J］. Int Wound J, 2021, 18（3）: 359-366.

［41］FIFE C E, GKOTSOULIAS E. On the origin of intraoperative pressure injury: an angiosomal theory of pressure injury formation［J］. Adv Wound Care（New Rochelle）, 2019, 8（11）: 580-584.

［42］马灵驭, 沈碧玉, 何燕, 等. 可控性交替式气囊垫在俯卧位手术患者中的应用［J］. 中华护理杂志, 2013, 48（7）: 638-639.

［43］程宗燕. 凝胶头托在俯卧位手术中预防面部压疮的应用［J］. 世界最新医学信息文摘, 2018, 18（53）: 215, 217.

［44］胡玲, 黄娟, 夏琼, 等. 全麻俯卧位头部支撑装置的设计与应用［J］. 护理学杂志, 2020, 35（20）: 59-61.

［45］LI Y X, FU R M, GUAN Y J, et al. Piezoelectric hydrogel for prophylaxis and early treatment of pressure injuries/pressure ulcers［J］. ACS Biomater Sci Eng, 2022, 8: 3078-3086.

［46］SHIH D F, WANG J L, CHAO S C, et al. Flexible textile-based pressure sensing system applied in the operating room for pressure injury monitoring of cardiac operation patients［J］. Sensors（Basel）, 2020, 20（16）: 4619.

［47］王志成, 苏琼, 李智. 基于$TcPO_2$和$TcPCO_2$比较不同支撑面压力性损伤的效果研究［J］. 重庆医学, 2022, 51（6）: 987-990.

［48］NAKAGAMI G, YOKOTA S, KITAMURA A, et al. Supervised machine learning-based prediction for in-hospital pressure injury development using electronic health records: a retrospective observational cohort study in a university hospital in Japan［J］. Int J Nurs Stud. 2021, 119: 103932.

［49］张倩莹, 邱迪聪, 张泽勇. 利用机器学习预测术前护理对手术压疮预防的效果［J］. 中国数字医学, 2021, 16（4）: 45-49.

［50］吴玲, 陆巍, 傅巧美, 等. 压力性损伤链式管理临床实践［J］. 中国护理管理, 2018, 18（1）: 22-25, 32.

［51］YAO J, ZHAO J, CHEN T, et al. Prevention effects of chain management on pressure ulcers of hospitalized patients［J］. J Health Eng, 2021, 63（68）: 189.

［52］陈红, 吴波, 刘静, 等. 神经外科患者术中获得性压力性损伤的多学科团队链式管理［J］. 护理学杂志, 2021, 36（21）: 43-46.

［53］VANGILDER C, MACFARLANE G D, HARRISON P, et al.

The demographics of suspected deep tissue injury in the United States: an analysis of the internationalpressure ulcer prevalence survey 2006–2009 ［J］. Adv Skin Wound Care, 2010, 23（6）: 254–261.

［54］魏彦姝, 陈杰, 路潜, 等. 术中压疮危险因素评估的研究进展 ［J］. 中国护理管理, 2013, 13（11）: 64–66.

［55］BURDETTE-TAYLOR S R, KASS J. Heel ulcers in critical care unit: a major pressure problem ［J］. Crit Care Nurs Q, 2002, 25（2）: 41–53.

［56］刘宏锦, 位珍珍, 施永勤, 等. 我国近十年压力性损伤研究热点的演化趋势 ［J］. 中国麻风皮肤病杂志, 2022, 38（5）: 329–333.

［57］刘晓黎, 王泠, 魏彦姝, 等. 预防成人术中获得性压力性损伤的最佳证据总结 ［J］. 中华护理杂志, 2020, 55（10）: 1564–1570.

［58］原萃, 于晶, 魏航. 预防性护理对手术患者术中及术后压力性损伤的影响 ［J］. 当代护士（上旬刊）, 2021, 28（11）: 141–143.

［59］胡延秋, 陈捷茹, 华玮, 等. 手术室压疮风险评估的最佳证据总结 ［J］. 中国实用护理杂志, 2019, 35（20）: 1551–1556.

［60］卢亚运, 胡爱玲. 压疮相关性疼痛的护理研究进展 ［J］. 护理研究, 2017, 31（23）: 2831–2834.

［61］杨龙飞, 齐敬晗, 刘佳琳, 等. 压力性损伤预防和治疗循证指南的意见总结 ［J］. 护理研究, 2022, 36（6）: 1008–1015.

［62］杨龙飞, 宋冰, 倪翠萍, 等. 2019版《压力性损伤的预防和治疗: 临床实践指南》更新解读 ［J］. 中国护理管理, 2020, 20（12）: 1849–1854.

［63］顾梦倩, 赵燕燕, 陈圣枝, 等. 2019年版国际《压力性损伤的预防与治疗: 临床实践指南》解读 ［J］. 河北医科大学学报, 2021, 42（5）: 497–500.

［64］DEALEY C, POSNETT J, WALKER A. The cost of pressure ulcers in the United Kingdom ［J］. J Wound Care, 2012, 21（6）: 261–262, 264, 266.

［65］贺漪君, 沈军. 老年住院患者压疮治疗费用及其影响因素分析 ［J］. 护理学杂志, 2017, 32（1）: 39–42.

［66］DEFLOOR T. The risk of pressure sores: a conceptual scheme ［J］. J Clin Nurs, 1999, 8（2）: 206–216.

［67］王艳艳，姜丽萍，张恩，等.压疮发生的生物力学和循环代谢机制研究进展［J］.护理学杂志：外科版，2010，25（8）：93-96.

［68］高赛红，张小良，杨迎春，等.SB203580对脑缺血再灌注损伤后基质金属蛋白酶9表达的影响［J］.解剖学杂志，2018，41（1）：45-48，66.

［69］ELTZSCHIG H K，THOMPSON L F，KARHAUSEN J，et al. Endogenous adenosine produced during hypoxia attenuates neutrophil accumulation：coordination by extracellular nucleotide metabolism［J］. Blood，2004，104（13）：3986-3992.

［70］戴芳，徐晓蕾，刘舒.手术室患者术中压力性损伤危险因素分析及护理对策［J］.齐鲁护理杂志，2021，27（2）：93-95.

［71］廖丹，杨兵，杨雪云，等.手术室病人术中压力性损伤形成的相关危险因素分析及其护理对策［J］.全科护理，2021，19（14）：1949-1952.

［72］陈嘉萍，黄惠根，常后婵，等.手术病人术中压力性损伤预测性因素的Logistic回归分析［J］.全科护理，2019，17（31）：3869-3873.

［73］黄丰，龙兰，王雁.冠状动脉旁路移植术患者压力性损伤形成的影响因素分析［J］.护理实践与研究，2020，17（18）：87-89.

［74］郭莉，高兴莲，赵诗雨，等.手术患者术中获得性压力性损伤发生特征及危险因素的多中心研究［J］.护理学杂志，2021，36（22）：31-34.

［75］刘斐，王少玲，纪文博.手术患者术中获得性压力性损伤的影响因素分析［J］.齐鲁护理杂志，2022，28（22）：78-81.

［76］郝雪梅，胡小灵，马丽，等.小儿发生手术压疮的危险因素分析［J］.解放军护理杂志，2013，30（15）：34-36.

［77］吴颖，何洋，曹林慧.外科患者压疮危险因素的Logistic回归分析［J］.山西医药杂志，2019，48（5）：542-544.

［78］白雪，逄冬，刘杨，等.高龄脑卒中患者压疮的预防护理及分期［J］.按摩与康复医学，2010，1（10）：66.

［79］宋秀华，周墨菊，修志红.手术患者术中发生压疮相关因素分析与护理［J］.齐鲁护理杂志，2009，15（24）：67-69.

［80］SCHOONHOVEN L，DEFLOOR T，GRYRPDONCK M H. Incidence of pressure ulcers due to surgery［J］. J Clin Nuts，2002，11（4）：479-487.

［81］李帆，方利，龚敏，等.耳鼻咽喉头颈外科术中获得性压力性损伤的风险因素分析［J］.循证护理，2021，7（13）：1797−1801.

［82］尹清芳，郭育英.压疮的形成与预防护理［J］.内蒙古中医药，2013，32（30）：167.

［83］薛小玲，刘慧，景秀琛，等.3种评估表预测压疮效果的比较研究［J］.中华护理杂志，2004，39（4）：241−243.

［84］李小萍.基础护理学［M］.2版.北京：人民卫生出版社，2006.

［85］SCHOOHOVEN L，DEFLOOR T，TWEEL I，et al. Risk indicators for pressure ulcers during surgery［J］. Applied Nursing Research，2002，15（2）：163−173.

［86］王彩风，丛向前.压疮形成机制研究进展［J］.护理学杂志，2007，22（1）：74−77.

［87］HOSHOWSKY V M，SCHRAMM C A. Intraoperative pressure sore prevention：an analysis of bedding materials［J］. Research in Nursing and Health，1994，17（5）：333−339.

［88］PIEPER B. Mechanical forces：pressure，shear，and friction［M］. 3rd ed. Saint Louis：Current Management Concepts，2007.

［89］任之珺，夏欣华，程安琪，等.力学因素致压力性损伤的预防新进展［J］.护理研究，2017，31（10）：1167−1170.

［90］CANNON B C，CANNON J P. Management of pressure ulcers［J］. Am J Health Syst Pharm，2004，61（18）：1895−1905.

［91］杨华俊，吴柳颜，陈扬，等.手术患者发生压疮的手术室相关危险因素分析及护理策略［J］.临床护理杂志，2018，17（5）：55−58.

［92］谢小燕，刘雪琴，周萍.手术患者发生压疮的术中危险因素分析［J］.解放军护理杂志，2008，25（1）：21−23.

［93］胡娟娟，高兴莲，杨英，等.手术患者手术压疮高危因素的多中心研究［J］.护理学杂志，2018，33（16）：11−14.

［94］李亚兰，韩小云.术中压疮评估与危险因素的研究进展［J］.当代护士（中旬刊），2016（5）：11−14.

［95］O'CONNELL M P. Positioning impact on the surgical patient［J］. Nurs Clin North Am，2006，41（2）：173−192.

［96］邱赛琴，郑玩华，许映娜，等. 手术体位安置培训方法的改进及效果［J］. 护理管理杂志，2010，10（7）：505-506.

［97］张晓燕，姚玲丽，姜小卫. 术中获得性压力性损伤的高危影响因素分析及预防性量表评估干预措施［J］. 护理实践与研究，2019，16（24）：125-127.

［98］穆燕，韦红梅，李娟. 围术期压疮的预防护理［J］. 护理研究，2009，23（9）：823-824.

［99］RAGHAVAN P, RAZA W A, AHMED Y S, et al. Prevalence of pressure sores in a community sample of spinal injury patients［J］. Clin Rehabil, 2003, 17（8）：879-884.

［100］冯新韦，曹英，汤利萍. 手术室压疮的研究进展［J］. 南昌大学学报：医学版，2017，57（3）：94-97.

［101］王华军，戴世学，卢铨，等. 不同受压时间窗及干预方式对压疮大鼠模型皮肤损伤及缺血再灌注的影响［J］. 南方医科大学学报，2017，37（12）：1688-1694.

CHAPTER 2

第二章

手术室压力性损伤评估量表的设计与应用

常用的压力性损伤风险评估量表

目前国内临床上最常用的压力性损伤风险评估工具有Braden、Norton及Waterlow等压力性损伤风险评估量表；另外还有针对不同年龄段、不同专科而研制的评估量表，如适用于老年患者的Braden改良版"OH压力性损伤评估量表"，以及根据急诊科工作特点研制的简洁、快速评估压力性损伤风险的"Anderson评分法"。除此之外，还有Cubbin & Jackson、COMHON、Munro等评估量表。

一、Braden压力性损伤危险评估量表

Braden压力性损伤危险评估量表（表2-1-1）是目前世界上预测压力性损伤应用较为广泛的评估量表，也是我国研究者对照使用较多的经典压力性损伤评估量表，具有简便、易行、经济、无侵袭性、可操作性强的特点。本评估量表作为单独指标对压力性损伤的预测有效性为中等水平，适用于内科、外科患者及长期卧床的老年人，但不适合用于重症、外科围手术期及姑息性治疗手术期间患者的压力性损伤危险因素评估，故而不能作为临床各科室通用的压力性损伤风险评估量表。

Braden压力性损伤危险评估量表的评估内容包括感觉、潮湿度、活动度、移动能力、营养摄入及摩擦力和剪切力6个部分，每项1～4分。评分范围为6～23分，得分越低，发生压力性损伤的危险性越高；15～18分提示轻度危险，13～14分提示中度危险，10～12分提示高度危险，≤9分提示极度危险（表2-1-1）。

表2-1-1　Braden压力性损伤危险评估量表

	评估内容	分值	评估时间（对应分值后打"√"）		
感觉	未受损害：对口头指令有反应，感觉、知觉系统完好，能够准确表达疼痛或不适	4			
	轻度受限：对口头指令有反应，但常常不能表达不适或翻身的需要；或有知觉障碍，身体有1~2个肢体感觉疼痛或不适的能力受限	3			
	非常受限：仅对疼痛刺激有反应，除了呻吟或躁动，不能表达不适的感觉或有知觉障碍，超过一半体表感觉疼痛或不适的能力受限	2			
	完全受限：因意识减退或使用镇静剂对疼痛刺激无反应（没有呻吟、退缩或握手动作），或几乎全身体表无法感觉疼痛	1			
潮湿度	很少潮湿：皮肤经常保持干燥，只需常规更换床单	4			
	偶尔潮湿：皮肤偶尔潮湿，床单需要每天额外更换1次	3			
	非常潮湿：皮肤经常但不总是潮湿，床单至少每班更换1次	2			
	持续潮湿：由于汗液、尿液等，皮肤总体呈潮湿状；每当患者更换体位或翻身时均有观察到潮湿	1			
活动度	经常步行：每天至少在房间外活动2次，日间每2 h在房间至少活动1次	4			
	偶尔步行：白天偶尔可步行短距离，有时需要协助，移动至床上和椅子上时需花费大量时间	3			
	局限于椅：行走严重受限或无法站立，不能承受自身的重量，必须在协助下才能坐入椅子或轮椅内	2			
	卧床不起：受限于床上	1			

（续表）

评估内容		分值	评估时间（对应分值后打"√"）		
移动能力	未受限：不需要协助即可进行大范围、频繁的体位改变	4			
	轻度受限：能经常独立地做微小的四肢或身体移动	3			
	严重受限：偶尔做微小的身体或肢体位置的改变，但不能经常或独立做明显的移动	2			
	完全不能：在没有协助下，身体或四肢不能做任何甚至微小的位置改变	1			
营养摄入	良好：能进食几乎整份饭菜，从来不拒绝食物，通常吃完4次或更多次提供的肉和乳制品，偶尔在正餐之间加餐，不需要辅食	4			
	适当：大部分时间能进食半份以上的食物，每天可吃完4次供应的蛋白质（肉、乳制品），偶尔有一餐不吃，如果提供辅食通常会吃，或以鼻饲或全胃肠外营养来维持营养需求	3			
	可能不足：很少吃完一整份饭，通常只吃1/2份食物，每天仅可摄入3次供应的肉或乳制品，偶尔能进食辅食，或摄入的流质食物或鼻饲饮食低于最佳需要量	2			
	非常差：从未吃完1整份饭，很少能进食超过1/3份饭，每天进食2次或少量蛋白质（肉类或乳制品）。喝水很少，未进食液态的辅食或禁食，和（或）只能喝水，或静脉补液5天以上	1			
摩擦力和剪切力	无明显问题：可独立在床上或椅子上移动，移动时有足够的肌力可将身体抬高，坐在椅子或床上随时都可以维持良好的体位	3			
	有潜在问题：自由的移动或需很少的帮助。在移动时，皮肤可能与床单、座椅、约束带或其他器械摩擦，相对来说，大部分时间能在椅子或床上保持良好的体位，偶尔会滑下来	2			

（续表）

评估内容		分值	评估时间（对应分值后打"√"）		
摩擦力和剪切力	有问题：需要中等到最大限度的协助来移动身体，坐在床上或椅子上经常会有下滑的现象，需要大力协助将患者拉起。身体僵直、挛缩或焦躁不安常导致摩擦力的产生	1			
总分	提示：16分或以下显示成年住院患者有压力性损伤发生的危险；18分或以下显示老年住院患者有压力性损伤发生的危险。极度危险为≤9分，高度危险为10~12分，中度危险为13~14分，轻度危险为15~18分				

二、Norton压力性损伤危险评估量表

Norton压力性损伤危险评估量表（表2-1-2）由一项针对老年患者的研究发展而来。本评估量表可用于筛选压力性损伤高危风险人群，适用于老年患者在内的所有住院患者，也用于评估老年患者疾病的预后，但不作为病房使用的首选。

Norton压力性损伤危险评估量表的评估内容包括身体状况、精神状况、活动力、移动力、失禁5个评分项，每项1~4分，评分范围为5~20分，≥15分提示轻度危险，13~14分提示中度危险，5~12分提示高度危险。

表2-1-2　Norton压力性损伤危险评估量表

评估内容		分值	评估时间（对应分值后打"√"）		
身体状况（目前的身体状况和体格健康）	良好：身体状况稳定，看起来很健康，营养状态很好	4			
	尚好：身体状况大致稳定，看起来健康程度尚好	3			
	虚弱：身体状况不稳定，看起来健康程度尚可	2			
	非常差：身体状况很差，急性面容	1			

（续表）

评估内容		分值	评估时间（对应分值后打"√"）		
精神状况（指意识状况和定向感）	清醒：对人、事、地点认知非常清楚，对周围事物敏感	4			
	淡漠：对人、事、地点认知只有2～3项清楚，反应迟钝、被动	3			
	混淆：对人、事、地点认知只有1～2项清楚，经常对答不切题	2			
	木僵：常常不能对答，嗜睡状态	1			
活动力（个体可行动的程度）	可走动：能独立走动，包括使用手杖或扶车	4			
	行走需协助：无人协助则无法走动	3			
	依赖轮椅：由于病情或医嘱限制，仅能以轮椅代步	2			
	卧床：因病情或医嘱限制留在床上	1			
移动力（个体移动和控制四肢的能力）	完全自主：可随心所欲地、独立地移动、控制四肢	4			
	轻微受限：可移动、控制四肢，但需要稍微协助才能变换体位	3			
	非常受限：无人协助下无法变换体位，移动时能稍微主动用力，肢体轻瘫、挛缩	2			
	完全受限：无能力移动，不能变换体位	1			
失禁（个体控制大、小便能力的程度）	无失禁：指大、小便（肠蠕动及膀胱收缩）完全自控（除了诊断性试验）或已留置尿管，无大便失禁	4			
	偶尔失禁：24 h内出现1～2次尿或大便失禁（与轻泻剂或灌肠无关），留置尿管，但大便尚可控制	3			
	经常失禁：在过去24 h之内有3～6次小便失禁或腹泻	2			
	完全失禁：无法控制大、小便，24 h之内有7～10次失禁发生	1			
总分	提示：高度危险为5～12分，中度危险为13～14分，轻度危险为≥15分				

三、Waterlow压力性损伤危险评估量表

Waterlow压力性损伤危险评估量表（表2-1-3）是由英国一所医院于1984年在Norton评分表基础上研制的，常被推荐应用于成人、整形外科、危重症患者及老年长期卧床患者的压力性损伤风险评估，但是因为该评估量表条目众多，评估耗时长，对评估者的专业知识要求较高，不同护士的测评结果可能不一致，所以推荐将其应用于病房或养老机构，不建议应用于围手术期的老年患者。Waterlow压力性损伤危险评估量表对压力性损伤危险性的预测能力和灵敏度较高，但其特异度较低，这就意味着被这份量表评估为压力性损伤高危的患者，其危险度可能并不高，这可导致在预防措施上的高支出。

Waterlow压力性损伤危险评估量表包括：体形、皮肤类型、控便能力、活动情况、性别和年龄、营养不良及特别危险7个评分项，评分范围为1~47分，10~14分提示轻度危险，15~19分提示高度危险，≥20分提示极度危险。

表2-1-3　Waterlow压力性损伤危险评估量表

评估内容			评估时间/分值		
体形	正常（BMI=18.5~23.9）　　0分； 超重（BMI=24~28）　　1分； 肥胖（BMI＞28）　　2分； 消瘦（BMI＜18.5）　　3分				
皮肤类型	健康　　0分； 菲薄/干燥/水肿/潮湿或发热　　1分； 颜色异常（1期压力性损伤）　　2分； 开裂/红斑（2~4期压力性损伤）　　3分				

（续表）

	评估内容		评估时间/分值		
控便能力	完全控制/留置尿管　　0分； 尿失禁　　　　　　　1分； 大便失禁　　　　　　2分； 大、小便失禁　　　　3分				
活动情况	完全　　　　　　　　　0分； 烦躁不安　　　　　　　1分； 冷漠的　　　　　　　　2分； 限制的　　　　　　　　3分； 限制于床上，如牵引治疗　4分； 限制于椅子上，如轮椅　　5分				
性别和年龄	男　　　　1分； 女　　　　2分； 14～49岁　　1分； 50～64岁　　2分； 65～74岁　　3分； 75～80岁　　4分； 81岁　　　　5分				
营养不良	A.患者近期有否体重减轻：有0分，去B； 　　　　　　　　　　　　无0分，去C； 　　　　　　　　　　　　不清楚2分，去C				
	B.体重减轻：0.5～5 kg　　1分； 　　　　　　5～10 kg　　2分； 　　　　　　10～15kg　　3分； 　　　　　　＞15 kg　　　4分； 　　　　　　不清楚　　　2分				
	C.患者食欲不佳：无0分；有1分				
	营养评估值如＞2，需转介做评估/处理				
特别危险	组织营养不良	恶病质　　　　　　　　8分； 多个器官衰竭　　　　　8分； 一个器官衰竭（心、肺、肾）5分； 外周血管病　　　　　　5分； 贫血（血红蛋白＜8 g/L）2分； 吸烟　　　　　　　　　1分			

（续表）

评估内容			评估时间/分值		
特别危险	脑神经系统不足	糖尿病/脑卒中　　　4～6分； 截瘫　　　　　　　4～6分； 运动/感觉神经障碍　4～6分			
	大手术/创伤	骨科/脊椎　　　　　5分； 手术时间＞2 h　　　5分； 手术时间＞6 h　　　8分			
	药物治疗	细胞毒性药、长期/大量类固醇、消炎药（最高）4分			
总分	提示：＜10分为无危险，10～14分为轻度危险，15～19分为高度危险，≥20分为极度危险				

四、OH压力性损伤评估量表

OH压力性损伤评估量表（表2-1-4）是日本卫生部门基于Braden压力性损伤危险评估量表改良形成的，该量表简化为4项评估内容，是对目前临床评估量表的概括与简化，各条目内容的界定相对更清楚，尤其对老年患者压力性损伤危险程度的预测能力更强，并且使用简单，易于掌握。就目前而言，OH压力性损伤评估量表在医院、家庭、社区及养老机构的老年患者中具有良好的推广前景，但该评估量表在皮肤原有情况这一方面考虑欠缺，忽视了潮湿和大、小便失禁的问题。

OH压力性损伤评估量表内容包括：自主变换体位的能力、病理性骨突出、水肿和关节挛缩4个评分项。评分范围为0～10分，7～10分为高度风险，4～6分为中度风险，1～3分为轻度风险。

表2-1-4　OH压力性损伤评估量表

项目	评估内容			分值
自主变换体位的能力	能动：0分	无法判断：1.5分	不能动：3分	

（续表）

项目	评估内容			分值
病理性骨突出（尾椎骨）	无（两侧均<2 cm）：0分	轻度/中度（两侧均为2 cm，或一侧<2 cm，一侧为2 cm）：1.5分	高度（两侧高度均>2 cm，或一侧>2 cm，一侧为2 cm）：3分	
水肿	无：0分	有：3分		
关节挛缩	无：0分	有：1分		
总分	提示：7～10分为高度风险，4～6分为中度风险，1～3分为轻度风险			

五、Anderson评分法

Anderson评分法（表2-1-5）内容简洁，可快速评估压力性损伤风险，适用于急性疾病入院患者。

该表包含2大项内容，主要指标（绝对危险）：意识不清、脱水、瘫痪，每项2分；次要指标（相对危险）：年龄≥70岁，运动受限，大、小便失禁，明显消瘦，骨隆突处皮肤发红，每项1分。评分范围为0～11分，总分≥3分时，发生压力性损伤的危险性极高。

表2-1-5　Anderson评分法

评估内容		评估时间/分值		
主要指标（每项2分）	意识不清			
	脱水			
	瘫痪			
次要指标（每项1分）	年龄≥70岁			
	运动受限			
	大、小便失禁			
	明显消瘦			
	骨隆突处皮肤发红			
总分	提示：≥3分时，发生压力性损伤的危险性极高			

六、Cubbin & Jackson评估量表

该量表是Cubbin和Jackson于1991年在North评分表的基础上为评估ICU患者压力性损伤风险而建立的，姚秀英等于2017年将其汉化。Cubbin & Jackson评估量表内容全面、概念明确、条理清晰、针对性强，且易于掌握。

Cubbin & Jackson评估量表（表2-1-6）的评估内容包括：年龄、体重、皮肤情况、意识状态、活动能力、血流动力学情况、呼吸功能、营养、失禁情况及个人卫生共10项内容，均为4分制。评估范围为10～40分，＜29分提示为压力性损伤高危风险，＜24分提示为有不可避免的压力性损伤发生。

表2-1-6　汉化版Cubbin & Jackson评估量表

评估内容		分值	评估时间（对应分值后打"√"）		
年龄	＜40岁	4			
	40～55岁	3			
	56～70岁	2			
	＞70岁	1			
体重	标准体重	4			
	肥胖	3			
	恶病质	2			
	肥胖或恶病质伴水肿	1			
皮肤情况	完整	4			
	皮肤发红	3			
	擦伤/磨破/剥脱	2			
	坏死/渗出	1			
意识状态	清醒且警觉	4			
	激动/焦躁/意识模糊	3			
	淡漠/镇静但有应答	2			
	昏迷/无应答/无目的性动作	1			

（续表）

评估内容		分值	评估时间（对应分值后打"√"）		
活动能力	可自主活动	4			
	在少许帮助下可步行	3			
	活动严重受限/坐轮椅	2			
	丧失活动能力/卧床	1			
血流动力学情况	未使用强心剂维持，生命体征稳定	4			
	使用强心剂后生命体征稳定	3			
	使用强心剂后生命体征不稳定	2			
	使用强心剂后仍危重	1			
呼吸功能	自主呼吸	4			
	持续正压通气/使用T-piece呼吸器	3			
	机械通气	2			
	静息或活动时气喘	1			
营养	普食+流质	4			
	易消化饮食/口服液体/肠内营养	3			
	胃肠外营养	2			
	单纯静脉输液	1			
失禁情况	无失禁	4			
	小便失禁	3			
	大便失禁	2			
	小便失禁+大便失禁	1			
个人卫生	有能力保持个人卫生	4			
	在少许帮助下能保持个人卫生	3			
	需要很大帮助	2			
	完全依赖他人	1			
总分	提示：<29分为压力性损伤高危风险，<24分为有不可避免的压力性损伤发生				

七、COMHON评估量表

COMHON评估量表是由西班牙的Cobos Vargas等于2011年为ICU患者研制的，其内容比较简洁；通过专家评定法，对此量表的内容效度进行评价，结果显示COMHON评估量表水平的内容效度指数为0.966；采用组间相关系数（ICC）与肯德尔和谐系数评价评定者间信度，结果显示COMHON评估量表的ICC值为0.900，肯德尔和谐系数显著性检验差异有统计学意义；采用Cronbach's α系数与条目敏感性分析来评价量表的内部一致性，结果显示COMHON评估量表的初次与末次Cronbach's α系数分别为：0.802和0.818，一般认为Cronbach's α系数＞0.7，表示量表内部一致性较好，评估效果更可靠。

中文版COMHON评估量表（表2-1-7）的评估内容包括意识水平、活动度、血流动力学、氧气需求状态、营养状态5个评分项。评分范围为5～20分，5～9分提示为轻度风险，10～13分提示为中度风险，14～20分提示为高度风险。

表2-1-7　中文版COMHON评估量表

评估内容		分值	评估时间（对应分值后打"√"）		
意识水平	意识清醒，定向准确，对外界有反应（RASS 0～1分）	1			
	意识模糊，烦躁不安，定向不准确（RASS＞1分）	2			
	中度昏迷，Glasgow评分9～13分或镇静状态下有反应（RASS –3～–1分）	3			
	重度昏迷，Glasgow评分＜9分或镇静状态下无反应（RASS＜–3分）	4			
活动度	可独立行走或在搀扶下行走	1			
	活动受限，在床上或轮椅上活动，站立需协助	2			
	活动严重受限，需协助才能移动	3			
	只能仰卧或因血流动力学和呼吸不稳定不能进行体位变化	4			

（续表）

评估内容		分值	评估时间（对应分值后打"√"）		
血流动力学	不需要血流动力学支持	1			
	需要扩容（如血液制品、晶体、胶体）	2			
	需要多巴胺或去甲肾上腺素或主动脉内气囊泵等维持治疗	3			
	需要如上2项以上的支持	4			
氧气需求状态	自主呼吸，$FiO_2 < 0.4$	1			
	自主呼吸，$FiO_2 > 0.4$	2			
	无创机械通气	3			
	有创机械通气	4			
营养状态	完全经口进食，营养足够	1			
	肠内或肠外营养	2			
	经口流质饮食，无肠内外营养，营养不足	3			
	禁食	4			
总分	提示：轻度风险为5～9分；中度风险为10～13分；高度风险为14～20分				

注：RASS为richmond agitation sedation scale，镇静评分法；Glasgow评分为格拉斯哥昏迷评分法；FiO_2为氧合指数。

注意事项：不同的评估量表，危险程度分值及危险阈值各不相同，临床应用前，必须统一培训护士熟练掌握常用压力性损伤危险评估量表的评分方法及危险程度划分，以确保准确客观；评估量表需要随着患者的病情变化进行动态的评估，才能达到有效预防的作用；压力性损伤的预防大于治疗，必须重视压力性损伤的早期危险因素评估，评估后采取必要的防范措施，预防压力性损伤的发生。尽管不同的风险评估工具具有预测风险的作用，但必须结合临床护理操作才能真正预防风险的发生。

（郭苇航　范秀晶　姜怡欣）

第二节

手术室压力性损伤风险评估量表

　　精准的手术室压力性损伤风险评估是发现潜在风险、早期实施个体化预防措施的前提。运用有效的压力性损伤危险因素评估量表（risk assessment scale，RAS）对手术患者的皮肤状况进行客观评估是压力性损伤预防最关键的一步，因此，越来越多的学者致力于研制手术室压力性损伤风险评估量表。本节主要对目前临床应用的手术室压力性损伤风险评估量表进行描述。

一、手术室压力性损伤风险评估量表的使用

（一）门罗（Munro）压力性损伤风险评估量表成人版

　　2016年美国围手术期注册护士协会（AORN）在中美围手术期压力性损伤预防高峰论坛会议中推荐了专用于手术患者的Munro压力性损伤风险评估量表（Munro pressure ulcer risk assessment scale）。该表是由Munro于2009年基于德费的流行病学理论模型对12名手术室护理专家和3名麻醉医生采用德尔菲专家咨询法编制而成的。根据所处时间段不同分为术前、术中、术后三部分，分别对患者进行评估。压力性损伤风险程度依据三部分合计的分数确定。术前包括：移动能力、营养状况（通过禁食时间进行评价）、体重指数、体重减轻情况、年龄、有损健康的因素6个评分项，评分结果≤6分表示无风险或者低风险，7～14分为中风险，≥15分为高风险；术中包括：美国麻醉医师协会（American Society of Anesthesiologists，ASA）评级、麻醉方式、术中体温、术中血压、皮肤潮湿程度、台面及相应物品使用情

况、手术体位7个评分项，术中总评分≤13分表示低风险，14～24分为中风险，≥25分为高风险；术后包括：手术时间和出血量2个评分项，评分结果≤15分表示低风险，16～28分为中风险，≥29分为高风险。分数越高说明术中受到压力性损伤的风险越高。2014年，Mathias对Munro压力性损伤风险评估量表进行了修正和补充并达成共识，主要修改内容为明确患者是现在吸烟还是过去吸烟，更新计算方式使该量表的使用更加便捷。

Munro压力性损伤风险评估量表的特点是评估术中获得性压力性损伤的风险，是对围手术期患者不同时间点风险的全面评估，而不仅仅是对皮肤的评估。该量表是一个适用于成年人的综合性评估量表，倾向于护士、医生、麻醉医生相互配合。Munro强调该评估量表作为交接材料可以让交接护士明确患者手术的大致过程及风险等级，进而进行针对性的防范。目前正在进行该量表的多中心大样本研究，旨在验证围手术期条件下Munro量表应用于成人手术患者的效果。

对比Braden压力性损伤危险评估量表，Munro压力性损伤风险评估量表（表2-2-1）的评估条目更全面，并且针对手术不同阶段的危险因素进行评估，使压力性损伤风险评估贯穿于整个围手术期，更适用于筛查手术室压力性损伤风险患者。

表2-2-1　Munro压力性损伤风险评估量表

Part 1　术前评估

风险因素应对分值	1	2	3	分数
移动能力	不受限或轻度受限，能够独立移动	比较受限，需要在协助下移动	完全受限，完全依靠协助移动	
营养状况：处于禁食状态时间	<12 h	12～<24 h	≥24 h	
体重指数（BMI）	<30	30～<35	≥35	

（续表）

风险因素应对分值	1	2	3	分数
体重减轻情况	30天内体重减轻≥5%	90天内体重减轻≥7.5%	100天内体重减轻≥10%	
年龄	≤40岁	40～<60岁	≥60岁	
有损健康的因素	每一种因素增加1分，最低0分，最高6分：吸烟、哮喘、高血压、糖尿病、血管疾病、呼吸疾病			
术前评分	提示：≤6分为无风险/低风险，7～14分为中风险，≥15分为高风险			
术前压力性损伤风险程度：				
准备室护士签字：		日期：	时间：	

Part 2　术中评估

风险因素应对分值	1	2	3	分数
ASA评级	健康或轻度疾病，功能不受限制	中重度疾病，功能部分受限制	中度至重度疾病，经常威胁生命，功能完全受限	
麻醉方式	监测下麻醉	局部麻醉	全身麻醉	
术中体温	持续维持在36.1～37.8℃	在±2℃内间歇波动	持续在±2℃外	
术中血压	无低血压	间歇性低血压	持续性低血压	
皮肤潮湿程度	保持干燥	有些潮湿	大量液体或浸渍	
台面及相应物品（体位垫、加温毯等辅助装置）使用情况	没有使用体位垫、加温毯等辅助装置	使用体位辅助装置或身下使用加温毯	辅助装置起消极作用/增加了压力	
手术体位	截石位	侧卧位	仰卧位/俯卧位	
术中评分				
术中总评分（术中总评分=术前评分+术中评分）	提示：≤13分为低风险，14～24分为中风险，≥25分为高风险			
术中压力性损伤风险程度：				
巡回护士签字：		日期：	时间：	

Part 3　术后评估

风险因素应对分值	1	2	3	分数
手术时间（包括术前等待时间和术中时间）	<1 h	1～4 h	>4 h	
出血量	<200 mL	200～400 mL	>400 mL	
术后评分				
术后总评分（术后总评分=术中总评分+术后评分）	提示：≤15分为低风险，16～28分为中风险，≥29分为高风险			
术后压力性损伤风险程度：				
麻醉恢复室护士签字：	日期：		时间：	

（二）急性压疮危险因素评估量表

吴勤等针对体外循环下心脏直视手术患者设计了急性压疮危险因素评估量表（表2-2-2），该量表共11个维度，总分范围为0～44分，分值越高表示手术患者压力性损伤发生风险越高；随后应用该量表对110例行体外循环下心脏手术患者进行压力性损伤风险预测，结果发现评分≤14分者无急性压力性损伤发生；评分>14分且<18分者有发生急性压力性损伤的可能性，分值越高发生急性压力性损伤的概率越高；评分≥18分者均发生急性压力性损伤。该量表纳入了APACHE Ⅱ病情严重程度判断中的部分急性生理状况评分指标，体现了疾病与医疗因素在压力性损伤形成中的作用，表现出较好的区分效度和预测能力。急性压疮危险因素评估量表对预测心脏直视手术患者术中急性压力性损伤风险有应用价值。

急性压力性损伤危险因素评估量表有经济、简便、易行、无侵袭性的特点，适合临床护理人员快速地对手术中患者进行压力性损伤风险预测，并及时根据评分制订针对性的预防计划，对压力性损伤高危人群进行管理。唯有年龄因素指标在本组患者评分应用中不理想，有待进一步完善。

另外，该评估量表未展开大规模推广使用，量表原作者对此评估量表的信效度没有进行进一步的说明，故有待进一步的应用和检验，使得该评估量表的设计更加合理。

表2-2-2　急性压疮危险因素评估量表

生理学参数	评估得分标准/分				
	0	1	2	3	4
年龄/岁	—	<20	20～29	30～39	≥40
体形	正常	—	肥胖	消瘦	恶病质状
营养状况	良好	—	轻度不良	中度不良	重度不良
意识状态	清醒	—	嗜睡	昏睡	昏迷
肛温/℃	36.0～38.4	34.0～35.9	32.0～33.9	30.0～31.9	≤29.9
	—	38.5～38.9	—	39.0～40.9	≥41.0
心率/（次·min⁻¹）	70～109	—	55～69	40～54	≤39
	—		110～139	140～179	≥180
呼吸频率/（次·min⁻¹）	12～24	10～11	6～9	—	≤5
		25～34		35～49	≥50
平均动脉压/kPa	9.3～14.5	—	6.6～9.2	—	≤6.5
			14.7～17.2	17.3～21.2	≥21.3
动脉氧分压/kPa	>9.3	8.1～9.3	—	7.3～8.0	<7.3
血管活性药/（μg·kg⁻¹·min⁻¹）	—	1～2	3～10	11～29	≥30
血细胞比容/%	30.0～45.9	46.0～49.9	50.0～59.9	—	≥60.0
	—	—	20.0～29.9	—	<20.0

（三）魏革版手术患者压疮风险因素评估表

中国人民解放军南部战区总医院手术室的魏革等于2011年设计了手术患者压疮风险因素评估表（表2-2-3），此评估表是我国首个被提出的有关手术室患者压力性损伤评估的专用量表，该量表共总结了7个评估项目。其中自身因素包括年龄、BMI。外界因素包括受力点皮肤状况、手术体位、手术预计时间、预计术中施加的外力。特殊手术因素包括：①全身麻醉俯卧位时，患者的面部皮肤菲薄、浮肿、瘦削，加3分；②控制性降压、低温麻醉，加3分；③其他情况（如休克、水肿、严重创伤）酌情加1～4分。该量表计分范围为5～34分，根据各条目累加获得的总分被划分为3个等级（低风险＜10分，中风险10～11分，高风险≥12分），该作者建议根据评估结果对患者实行分级护理干预，有效预测术中发生急性压力性损伤的高危人群，提高护理干预措施的针对性。

另外，该作者对此量表的信效度没有进行进一步的说明，对于小儿手术患者还需要进一步的应用和检验，以便使之在小儿手术患者评估项目、分值设定、评定标准上更加科学、准确、合理。

表2-2-3　手术患者压疮风险因素评估表（魏革版）

项目	1分	2分	3分	4分
年龄	＜50岁	50～64岁	65～79岁	≥80岁
BMI	18.5～23.9	17.5～18.4或24.0～27.9	16.0～17.4或28.0～40.0	＜16.0或＞40.0
受力点皮肤状况	完好	红斑和（或）潮湿	瘀斑和（或）水疱	破损
手术体位	仰卧位或侧卧位	局部麻醉仰卧位	斜坡卧位	全身麻醉俯卧位
手术预计时间	2～3 h	3～4 h	＞4 h～5 h	＞5 h

（续表）

项目	1分	2分	3分	4分
预计术中施加的外力	无施加外作用力	存在摩擦力和剪切力	冲击力	同时具有摩擦力、剪切力和冲击力
特殊手术因素	设3个条目作为附加评分：①全身麻醉俯卧位时，患者的面部皮肤菲薄、浮肿、瘦削，加3分；②控制性降压、低温麻醉，加3分；③其他情况（如休克、水肿、严重创伤）酌情加1～4分			

（四）Braden Q+P 儿科围手术期压力性损伤风险评估和干预工具

该量表由Galvin和Curley于2012年在参考Braden量表的基础上，通过心外科和手术室护士工作小组在不同手术单元进行试验和修订而编制的，不仅包含风险评估还涵盖集束化管理干预措施。将量表命名为Braden Q+P，意为在原儿科Braden Q的基础上进行修订，P代表"procedure"，主要为手术室、心外科病房及导管室护士评估时使用。该量表主要从4个方面进行评估：①压力强度和持续时间，手术时间是否＞2 h；②皮肤耐受力和支撑结构，涉及皮肤潜在状况、仰卧位以外的体位、器械、湿度、摩擦力和剪切力、营养及组织灌注；③术后关注点；④术后评估，对每个危险因素采用"是""否"的方式评价，若是，量表附有针对性的预防措施。研究者采用PDCA方法进行循环改进和修订，通过不良事件上报系统追踪其干预效果，结果表明利用该表可明显提高护士早期识别手术室压力性损伤风险的能力，降低其发生率。

截至目前，仅有Braden Q+P等极少数的量表适用于手术室患儿，提示目前对手术室患儿的关注尚不够。Braden Q+P是针对儿科手术患者的量表，最大的特点是将风险评估和干预措施结合在一起，有利于保证干预措施的连续性。Braden Q+P量表，与儿童围手术期特点相结合，尤其关注手术时间和手术体位，且强调最佳评估时间为麻醉诱导后。但Braden Q+P量表的信效度还未经过大样本的临床数据检验，也还没有汉化版本，是否可以在国内推广应用还有待进一步研究。

（五）肿瘤患者术中急性压疮风险评估表

肿瘤患者术中急性压疮风险评估表（表2-2-4）由宋辉于2012年在文献回顾的基础上采用Delphi method专家咨询法发展而来，利用4个维度和15个项目为癌症患者建立了一个术中急性压疮风险评估表。4个维度包括一般情况、营养状况、疾病情况和手术情况。15个项目分别是年龄、术前移动度、皮肤类型、BMI、术前白蛋白浓度、高血压、糖尿病、外周血管疾病、贫血、手术时长、手术体位、术中失血量、术中低血压、皮肤潮湿程度和其他。其中"疾病情况"和"其他"中每项为1分，得分为累加计分，"术前白蛋白浓度"分为2个等级，得分范围为1～2分，其余9个条目分为3个等级，得分范围为1～3分。总评分≥18分为压力性损伤高风险，需采取临床干预。研究者通过调查298例患者急性压力性损伤的发生情况，并与Norton评估量表、Waterlow评估量表和Braden评估量表比较评价该表的预测能力和临界值，当量表的临界分值设为18时，灵敏度和特异度分别为52.9%和76.1%，达到最佳平衡状态，其预测能力高于其他3种量表。

由于在该研究中手术室护士利用该量表对患者进行评估后，直接根据得分情况对存在压力性损伤风险的患者采用局部减压和促进皮肤血液循环等措施，因此，术后压力性损伤发生率的准确性及该量表的灵敏度、特异度有待进一步探讨。目前，还未见该量表用于其他研究中。

表2-2-4　肿瘤患者术中急性压疮风险评估表

	项目	1分	2分	3分
一般情况	年龄	≤40岁	41～59岁	≥60岁
	术前移动度	不受限/轻度受限	非常受限	完全受限
	皮肤类型	正常	干燥/潮湿	浮肿
营养状况	BMI	18.5～23.9	24～27.9	≥28或<18.5
	术前白蛋白浓度	≥0.2 g/L	<0.2 g/L	—

（续表）

项目		1分	2分	3分
疾病情况	以下疾病每种各占1分，最高为6分，请在相应疾病前面打"√" □高血压　□糖尿病　□外周血管疾病　□贫血，血红蛋白水平：			
术中情况	手术时长	≤4 h	>4 h且<6 h	≥6 h
	手术体位	仰卧位	截石位	侧卧位/俯卧位
	术中失血量	≤200 mL	>200 mL且<500 mL	≥500 mL
	术中低血压	无低血压	间歇性低血压	持续性低血压
	皮肤潮湿程度	保持干燥，无潮湿	有些潮湿	大量液体/体液/血液浸渍
	其他	以下每项各占1分，最高为2分，请在□内打"√" □施加外力（术中调整手术床的角度或方向，术中使用锤、凿、压迫等施加外作用力） □术中体位改变，具体改变情况：		

（六）钱维明版手术患者压疮风险因素评估量表

浙江大学医学院附属第二医院手术室的钱维明等于2013年参考Braden和Waterlow量表，筛选出患者最易发生手术室压疮的相关危险因素，采用Delphi method专家咨询法，专门设计了手术患者压疮风险因素评估量表（表2-2-5），共10个项目，包括自身情况如年龄、BMI、受压部位皮肤情况、活动能力、神经感觉障碍；外界因素如手术体位、手术预计时间、术中施加外力、麻醉方式及失血量。根据专家打分和统计结果，各项目的评分界值为0～8分。总评分≥12分为危险，≥16分为高度危险，≥20分为极度高危。但是此量表的信效度没有被进一步研究。王英丽等在骨科后路手术患者中进行了验证，其ROC曲线下面积为0.832，Cronbach's α系数为0.812，评价者间信度为0.886。评估量表中各个条目的内容效度指数为0.6～1.0，整个评估量表的内容效度指数为0.940，敏感度为87%，特异度为77%，阳性预测率为3%，阴性预测率为98%，具有良好的信效度和预测能力。有研究者在261个不同科室的手术患者中对几种手术室应用的压力性损伤量表进行验证，发现手术患者压力性损伤危险因素评估量表比Braden评估量表预测能力高，但稍差于Munro围手术期压力性损伤风险评估量表。

表2-2-5　手术患者压疮风险因素评估量表（钱维明版）

项目	0分	1分	2分	3分	4分	5分	8分
年龄	14～49岁	＜14岁或50～69岁	≥70岁	—	—	—	—
BMI	18.5～22.9（中等）	23～24.9（超重）	≥25(肥胖)	16～18.4（偏瘦）	＜16（极瘦）	—	—
受压部位皮肤情况*	健康	—	菲薄/干燥/水肿/潮湿	变色	裂开		
活动能力	经常行走	偶尔行走或局限于轮椅	卧床不起	—	—		
神经感觉障碍	—	糖尿病/多发性硬化症/脑血管意外	截瘫	—	—		
手术体位	—	仰卧位	斜坡卧位或膀胱截石位	俯卧位	侧卧位	—	前冲俯卧位
手术预计时间	—	＜2 h	—	≥2 h	—	≥4 h	≥6 h
术中施加外力	无	—	存在间歇外力	—	存在持续外力	—	—
麻醉方式	局部麻醉	硬膜外麻醉或局部神经阻滞	全身麻醉	—	—		

（续表）

项目	0分	1分	2分	3分	4分	5分	8分
失血量	<400 mL	400 mL～<800 mL	≥800 mL	—	—	—	—

注：①*表示该项目分数可以累加；②"受压部位皮肤情况"项目中，多个受压部位中取累计分值最高者，面部（包括耳廓）正常皮肤的受压以"菲薄"2分起计。

（七）3S手术患者压疮高危因素评估表

3S包括2种含义，分别是shou、shu、shi和strict、safe、satisfactory首字母的开头。3S手术患者压疮高危因素评估表（表2-2-6）由高兴莲、马琼等于2014年结合手术相关因素设计而成，并由湖北省15所医院手术室护理专家修改，评价其可行性。该量表应用于多中心研究单位6家，筛查手术患者30余万例，量表内容效度指数为0.92，内容信度：Cronbach's α系数为0.701～0.725；结构效度：测试的707例样本进行Bartlett球形检验，其值为135.3。

该量表共11个评估项目，包括8个术前项目：空腹时间、BMI、全身皮肤情况、术中受压部位皮肤情况、术前肢体活动、预估皮肤持续受压时间、预估术中额外压力、预估术中压力和剪切力改变。3个术中项目：体温丢失因素、手术出血量、皮肤持续受压时间。量表总分范围为0～44分，每个项目包括4个等级，得分为1～4分，得分越高发生术中压力性损伤的危险性就越高，通过ROC曲线分析最佳临界值为≤14分。

表2-2-6　3S手术患者压疮高危因素评估表

术前压疮高危因素评估（在□内打"√"，总分：_____）带入性压疮患者直接进行此项评估，糖尿病患者高危评分加4分			
项目	1分	2分	3分	4分
空腹时间	<6 h□	6～<12 h□	12～24 h□	>24 h□
BMI	18.5～23.9□	24.0～27.9□	≥28□	<18.5□

（续表）

项目	1分	2分	3分	4分
全身皮肤情况	好□	轻度水肿□	中度水肿□	重度水肿□
术中受压部位皮肤情况	完好□	红斑、潮湿□	瘀斑、水疱□	破损□
术前肢体活动	不受限□	轻度受限□	部分受限□	完全受限□
预估皮肤持续受压时间	<2 h□	2～<3 h□	3～<4 h□	>4 h□
预估术中额外压力	无□	轻度压力□	中度压力□	重度压力□
预估术中压力和剪切力改变	无□	轻度增加□	中度增加□	重度增加□

术前评分：>24分为高风险患者，14～24分为中风险患者，<14分为低风险患者

术中压疮高危因素动态评估（在□内打"√"，总分：____）

项目	1分	2分	3分	4分
体温丢失因素	浅部组织冷稀释□	深部组织冷稀释□	体腔/器官冷稀释□	低体温/降温治疗□
手术出血量	<200 mL□	200～400 mL□	400～800 mL□	>800 mL□
皮肤持续受压时间	术中动态评估时，受压时间≤4h，4分，纳入术前评估；受压时间>4h为基础测算分值，测算公式：4分＋2.64分×[实际受压时间（h）-4h]=2.64分×受压小时数-6.56分			

术中动态评分：>12分为高风险患者，8～12分为中风险患者，<8分为低风险患者

术后受压部位皮肤结果评估（在□内打"√"）

正常□ 带入压疮□ 部位：____面积：___ cm×___ cm
术中皮肤压力性损伤□：压红□ 1期压疮□ 2期压疮□ 3期压疮□ 4期压疮□ 深部组织损伤□
不可分期□ 器械性压疮□ 黏膜压疮□ 部位：____面积：___ cm×___ cm 皮肤受压时间：____h
备注：
术中防护措施：记忆海绵手术床垫□ 硅胶床垫□ 凝胶啫喱/海绵体位垫□ 多层泡沫敷料压疮贴□ 软枕□ 其他□
巡回护士签字： 时间： 年 月 日

（八）手术体位相关性压力性损伤风险评估量表

2016年巴西圣保罗大学Lopes等设计了手术体位相关性压力性损伤风险评估量表（ELPO量表），该量表用于手术体位相关性压力性损伤风险评估，旨在降低术中压力性损伤风险发生率，通过对ELPO量表进行信效度检验，发现该量表可成为手术患者压力性损伤风险的筛查工具。ELPO量表基于循证和专家建议发展形成，量表共包括7个条目，分别是手术体位、手术时间、麻醉方式、手术床减压装置材料、肢体摆放角度、基础疾病及年龄，每个条目包含5个子条目，得分分别为1~5分，总分范围为7~35分。得分越高表示由于手术体位形成压力性损伤的风险越高，20分为分界点，得分<20分表示低风险，≥20分表示为高风险。开发者通过评估患者术后1天和术后2天手术体位相关性疼痛和术后4天压力性损伤的发生情况，表明ELPO量表具有良好的预测效度，与Braden评估量表进行相关性分析显示该量表具有较好的同时效度。

上海交通大学医学院附属第九人民医院手术室应元婕等对英文版手术体位相关性压力性损伤风险评估量表进行了汉化及信效度检验，评价中文版ELPO量表（表2-2-7）在口腔颅颌面肿瘤手术中的应用效果。采取便利抽样法，选择上海交通大学医学院附属第九人民医院271例口腔颅颌面肿瘤择期手术患者，对研究对象进行压力性损伤风险评估。结果显示中文版ELPO量表的灵敏度为86%，特异度为83%，阳性预测值为87%，阴性预测值为60%，ROC曲线下面积为0.836。中文版ELPO量表具有良好的信效度，适用于口腔颅颌面肿瘤手术患者，可使手术室护士有计划地进行护理干预，有效降低压力性损伤的发生率，优化手术室护理服务。

该量表由手术巡回护士于术前固定体位后进行评估，主要用来指导护士为患者提供更好的体位护理，如术中体位装置的使用等。开发者强调量表中的手术时间为预估时间，患者每变化一次体位需要重新进行一次评估，此时的手术时间为维持该体位的时间。但该量表的信效度是在同一个医院进行评估和验证的，且目前无中文版本，因此需要进一步在大样本和我国人群中进行深入研究。

表2-2-7　中文版ELPO量表

评分项目	5分	4分	3分	2分	1分	得分
手术体位	截石位	俯卧位	头低脚高位	侧卧位	仰卧位	
手术时间	>6 h	>4~6 h	>2~4 h	>1~2 h	≤1 h	
麻醉方式	全身麻醉+区域组织麻醉	全身麻醉	区域组织麻醉	镇静麻醉	局部麻醉	
手术床减压装置材料	无衬垫、直接接触硬性材料或腿部支撑支架过窄	（普通）手术泡沫床垫+无灭菌包装的衬垫	（普通）手术泡沫床垫	（普通）手术泡沫床垫+弹性衬垫	弹性手术床垫+弹性衬垫	
肢体摆放角度	膝关节抬高>90°，同时下肢开合>90°或者上肢开合>90°	膝关节抬高>90°或者下肢开合>90°	膝关节抬高<90°，同时下肢开合<90°或者呈颈仰卧位	上肢开合<90°	处于解剖位置	
基础疾病	压力性损伤、曾患有神经系统疾病或深静脉血栓	肥胖或者消瘦	糖尿病	血管病变	无基础疾病	
年龄	≥80岁	70~79岁	60~69岁	40~59岁	18~39岁	

（九）CORN术中获得性压力性损伤风险评估量表

2019年，中华护理学会手术室专业委员会学术团体启动了"CORN术中获得性压力性损伤风险评估量表"研制工作，评估量表的研制经过证据获取和"FAME"评价，建立评估量表的条目池，采用2轮专家咨询进行量表风险因素界定，形成量表。而后团队又在2023年1月发布的中华护理学会团体标准中进行了部分条目的细化。该团队由中华护理学会手术室专业委员会15名核心团队专家和2名通过循证护理研究培训的硕士研究生组成。通过循证护理研究培训的硕士研究生负责文献检索（检索时限为建库至2021年10月30日），提取术中压力性损伤预防相关的证据和专家推荐意见，形成初稿和总结术中获得性压力性损伤评估与预防证据，并通过2轮专家咨询和4次线上会议进行修改和完善，对专家函询和在线讨论的建议与数据进行分析和整理，最终形成《术中获得性压力性损伤预防专家共识》。旨在解决手术室护理中的难点问题，提供术中获得性压力性损伤预防的专家指导方案。CORN术中获得性压力性损伤风险评估量表在全国七大区域（华北、华南、华中、华东、西北、东北、西南）进行临床多中心研究，样本量达8 622例患者。研究结果显示：CORN术中获得性压力性损伤风险评估量表包括2个维度、10个风险因素；专家权威系数为0.874、0.885；量表的Cronbach's α系数为0.648，折半信度为0.705，内容效度为0.989。该量表是国际第一个学术团体发布的CORN术中获得性压力性损伤风险评估量表（表2-2-8、表2-2-9），为手术室护理人员提供了具有特异性和敏感性的专业评估工具。

表2-2-8 CORN术中获得性压力性损伤风险评估量表

术前压力性损伤危险因素评估（在□内打"√"，总分_____分）			
项目	1分	2分	3分	4分
麻醉风险分级	Ⅰ级□	Ⅱ级□	Ⅲ级□	＜Ⅰ级□

（续表）

项目	1分	2分	3分	4分
BMI	18.5～23.9□	24.0～27.9□	≥28□	<18.5□
受压部位皮肤状态	完好□	红斑、潮湿□	瘀斑、水疱□	重度水肿□
术前肢体活动	不受限□	轻度受限□	部分受限□	完全受限□
预计手术时间	<3 h□	3～<3.5 h□	3.5～<4 h□	≥4 h□
高危疾病（糖尿病）	—	—	—	有□

术前评估总分：<9分为低风险，9～14分为中风险，>14分为高风险

术中压力性损伤危险因素动态评估（在□内打"√"，总分_____分）

项目	1分□	2分□	3分□	4分□
体温丢失因素	浅部组织暴露□	深部组织暴露□	体腔/器官暴露□	低体温/降温治疗□
手术出血量	<200 mL□	200～<400 mL□	400～800 mL□	>800 mL□
术中压力、剪切力改变	轻度增加□	中度增加□	重度增加□	极度增加□
实际手术时间	<3 h□	3～<3.5 h□	3.5～<4 h□	≥4 h□

术中评估总分：<8分为低风险，8～12分为中风险，>12分为高风险

术后受压部位皮肤评估（在□内打"√"）

正常□　带入性压力性损伤□　　部位：_____面积：_____cm ×_____cm

术中压力性损伤：压红□　1期□　2期□　3期□　4期□

　　　　　　　深部组织损伤□　不可分期□　器械性压力性损伤□

　　　　　　　黏膜压力性损伤□

部位：_____　面积：_____cm ×_____cm　皮肤受压时间：_____h

备注：

表2-2-9 CORN术中获得性压力性损伤风险评估量表评定细则

评估内容	程度分级	评分值
ASA麻醉风险分级	根据患者体质状况和手术危险性分4级	
	Ⅰ级体格健康，发育营养良好，各器官功能正常	1分
	Ⅱ级除有外科疾病外，有轻度并存病，功能代偿健全	2分
	Ⅲ级并存情况严重，体力活动受限	3分
	Ⅳ级及以上合并严重系统疾病，丧失日常活动能力，威胁生命甚至死亡	4分
体重指数（BMI）	计算：BMI＝体重（kg）÷身高^2（m^2）	
	标准18.5～23.9	1分
	偏胖24.0～27.9	2分
	肥胖：≥28	3分
	偏瘦：＜18.5	4分
受压部位皮肤状态	皮肤完好	1分
	皮肤有红斑、潮湿	2分
	皮肤有瘀斑、水疱	3分
	患者重度水肿，皮肤发亮，按压很难回弹	4分
术前肢体活动	不受限：患者活动自如	1分
	轻度受限：能经常独立地改变躯体或四肢的位置，但变动幅度不大	2分
	部分受限：偶尔能轻微地移动躯体或四肢，但不能独立完成经常的或显著的躯体位置变动	3分
	完全受限：没有帮助的情况下不能完成轻微的躯体或者四肢的位置变动	4分
预计手术时间	指患者安置手术体位后持续受压时间	
	＜3 h	1分
	3～＜3.5 h	2分
	3.5～＜4 h	3分
	≥4 h	4分
高危疾病	糖尿病	4分

（续表）

评估内容	程度分级	评分值
纳入压力性损伤	纳入压力性损伤危险患者	9分
体温丢失因素	浅部组织暴露：手术切开解剖位置涉及皮肤、皮下组织和筋膜	1分
	深部组织暴露：手术切开解剖位置涉及肌肉、关节、骨组织	2分
	体腔/器官暴露：手术切开解剖位置涉及胸腔、腹腔和盆腔，有重要组织器官暴露在外	3分
	低体温/降温治疗：术中或术毕核心体温＜36℃，或因手术治疗需要，术中使用降温措施	4分
手术出血量	＜200 mL	1分
	200～＜400 mL	2分
	400～＜800 mL	3分
	＞800 mL	4分
压力、剪切力改变	轻度增加：体位调节0°～＜10°	1分
	中度增加：体位调节10°～＜30°	2分
	重度增加：体位调节30°～60°	3分
	极度增加：体位调节＞60°	4分
实际手术时间	指患者躺在手术床上不再改变体位至麻醉结束体位改变的时间	
	＜3 h	1分
	3～＜3.5 h	2分
	3.5～＜4 h	3分
	≥4 h	4分
术后皮肤结果界定	正常：观察受压部位皮肤，没有发生压红或压力性损伤。 异常：压红、压力性损伤（1期、2期、3期、4期、深部组织损伤、不可分期、器械相关性、黏膜相关压力性损伤）	

二、手术室压力性损伤风险评估表的展望

上述自制量表大多是从自身因素和手术对患者产生的影响等外界因素进行项目设定的。基本项目有很多相似点，说明广大研究者对手术室压力性损伤的危险因素有着很多的共同认识，但是由于样本量相对少、缺乏针对量表科学性和实用性的信效度检验方法或缺乏临床实践等诸多原因，尚未被广泛采用，评价围手术期压力性损伤风险的评判标准有待出台以帮助临床护理工作者有效地判断围手术期压力性损伤高危患者。

目前，对手术室压力性损伤风险评估表的研究还处于发展阶段，随着人们对医疗服务质量的要求逐渐增高，符合我国医疗背景的手术室压力性损伤风险评估量表需求不断增加，标准化的评估工具是识别压力性损伤风险的关键，因此研究者在借鉴当前研究工具的基础上，选择或编制预测度高、心理测量学指标良好、符合我国医疗环境的测量工具，是促进该领域深入研究的前提。

手术室压力性损伤的危险因素包括患者自身、手术相关及麻醉相关因素，涉及术前、术中、术后3个阶段，这就意味着仅仅进行术前压力性损伤风险评估并不能准确地筛选出压力性损伤高危患者。换言之，手术室压力性损伤的预防不仅包括术前危险因素的评估，还应包括术中、术后的评估和护理。压力性损伤风险评估应在手术前、中、后分阶段进行，贯穿整个围手术期，从而保证评估的动态连续性，为护士实施预防压力性损伤护理提供指导和依据。因此，应加强护士对手术室压力性损伤新知识的培训和教育，提高手术室压力性损伤分阶段评估的认知。相关科室的护士及研究者应根据围手术期患者的特点，参考国内外文献及指南，确定评估频次、评估时间点，研究并构建科学的手术前、中、后评估程序，保证手术患者压力性损伤风险评估的系统性和连续性。

此外，对围手术期压力性损伤风险评估表的研究中，与医疗设备相关

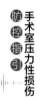

的压力性损伤也是一个不可忽视的危险因素。比如使用气管插管、动静脉插管、三通接头、约束器材等时会压迫患者局部皮肤，而手术过程中消毒巾的遮盖使护士观察不到位或特殊体位的需要等，都容易导致医疗设备相关压力性损伤的发生，鉴于以上因素，还可在现有的评估量表的基础上进一步细化。

（张军花　李汉峰　鲁永锦）

手术室压力性损伤分级护理

　　手术室压力性损伤的分级护理是指针对手术患者发生压力性损伤的不同风险等级开展的护理工作。在临床实践中，手术患者的年龄、体重、血清白蛋白水平、禁食时间、手术时间、体位、麻醉方式、术中冲洗以及环境条件等均是影响手术室压力性损伤发生的危险因素。因此，需依据患者压力性损伤危险因素评估量表对手术患者进行压力性损伤风险评估，根据评估结果对高危人群采取相应的分级护理及防护措施，如与患者有效沟通及采用最优手术室压力性损伤防护方案等，不仅可以有效地预防手术患者压力性损伤的发生，降低手术室压力性损伤的发生率，还能避免医疗资源的浪费。

一、轻度风险护理

　　手术室压力性损伤轻度风险患者采用常规护理措施：选择合适的手术体位垫，使用柔软、平滑、松紧适宜的约束带；保持手术床支撑面干燥、平整；体位垫与皮肤之间平顺、无皱褶、无皮肤挤压；保持皮肤干燥，术前消毒时，防止皮肤消毒液、冲洗液流至受压部位，使用吸水性好的手术单吸除多余的消毒液；做好患者的保温措施，术中使用的液体提前加温至37℃，同时注意做好非手术部位的保暖，必要时使用加温毯保温；在摆放体位时，护士应在保证手术操作安全进行的前提下，尽可能地使患者处于舒适的体位，保持患者卧位稳定、肢体舒展，避免用力拖拉，同时固定好肢体，防止坠落；在患者的受压部位和骨隆突处，可放置软垫或医用高分

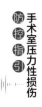
子聚氨酯凝胶体位垫以减轻压力及不适感；体位摆放完成后，再次检查患者肢体是否处于功能位。

二、中度风险护理

在常规护理的基础上，中度风险护理可增加以下防护措施：①保持支撑面有效分散压力。使用医用高分子聚氨酯凝胶体位垫，受压部位局部粘贴凝胶或泡沫敷料等。②间歇性解除压力。为防止受压部位长时间受压，当手术时间超过1 h，可轻抬受压部位，以达到间歇性解除压力、改善局部受压状况及促进血液循环的目的。③详细记录受压部位情况，发现异常及时处理。巡回护士在整个手术过程中对压力性损伤的好发部位加强观察，记录皮肤温度、皮肤颜色、创面情况等，一旦发现患者有皮肤温度及颜色的改变应及时处理，预防压力性损伤的发生。

三、高度风险护理

在中度风险护理措施的基础上，可增加以下护理防护措施：①按摩或轻抬受压部位。在皮肤未发生反应性充血的情况下每30～60 min按摩骨隆突处，轻抬受压部位，或每2 h将手术床倾斜10°～20°，以缓解压力。②使用辅助用品。在受压处皮肤涂抹液体敷料或粘贴泡沫敷料等辅助用品以预防压力性损伤。

四、极高风险护理

对于极高风险的患者而言，即便及时采取了严密的预防措施，术中仍有发生压力性损伤的可能，但积极的压力性损伤管理可有效降低压力性损伤发生率。对于该类患者应依照以下压力性损伤预警程序处理：①申报难免压力性损伤，将评估表上报至护理部质控小组，申请护理会诊；②压力性损伤防控小组成员对护理人员评估的内容再次进行审核，检查预防性护理措施的有效性、全面性和针对性，并给予指导性意见；③手术室护理组根据反馈的意见对护理措施进行调整；④手术结束后评估患者所有受压部位的皮肤损伤情况，待患者局部血液循环恢复后，无张力揭除所使用的水胶体敷料或贴膜。

压力性损伤风险评估量表通过提前预测压力性损伤危险人群的方式提高了护理的预见性，发挥了前瞻性护理的作用。在手术室压力性损伤防护中，根据风险评估结果将患者分为轻度风险、中度风险、高度风险及极高风险，制订分级护理干预策略，实施个性化的预防护理对策，不仅能有效降低压力性损伤的发生率，还可避免医疗资源的浪费，减少预防压力性损伤护理的盲目性和被动性。

（侯玉娟　鲁永锦　张军花）

参考文献

［1］BERGSTROM N, BRADEN B J, LAGUZZA A, et al. The Braden scale for predicting pressure sore risk ［J］. Nurs Res, 1987, 36（4）：205-210.

［2］李朝银，张晓梅. Braden量表在骨科患者压疮风险评估中的应用［J］. 现代医药卫生，2014，30（20）：3149-3150.

［3］汤玉琴. Braden量表在预防老年长期卧床住院患者压疮中的应用［J］. 中西医结合护理（中英文），2015，1（4）：123-125.

［4］童琍琍，赵梅. 国内压疮评估量表的应用进展［J］. 护理管理杂志，2019，19（4）：275-279.

［5］段征征，刘义兰. ICU患者压疮研究进展［J］. 护理学杂志，2010，25（17）：88-90.

［6］CURLEY M A Q, QUIGLEY S M, LIN M. Pressure ulcers in pediatric intensive care：incidence and associated factors ［J］. Pediatr Crit Care Med, 2003,

4（3）：284-290.

［7］NORTON D. An investigation of geriatric nursing problems in hospitals［M］. London：National Corporation for the Care of Old People，1975.

［8］NORTON D. Calculating the risk：reflections on the Norton scale［J］. Decubitus，1989，2（3）：24-31.

［9］RABINOVITZ E，FINKELSTEIN A，ASSA E B，et al. Norton scale for predicting prognosis in elderly patients undergoing trans-catheter aortic valve implantation：a historical prospective study［J］. J Cardiol，2016，67（6）：519-525.

［10］曹艳，王娟，王艳，等.3种压疮评估量表对肿瘤内科患者临床效度的测定［J］.新疆医科大学学报，2016，39（8）：981-983，988.

［11］WATERLOW J. Pressure sores：a risk assessment card［J］. Nurs Times，1985.81（48）：51-55.

［12］大浦武彦，堀田由浩.利用OH评估法进行压疮预防［M］.东京：中央法规出版社，2005.

［13］孙丽，熊莉娟，刘激，等.OH压疮评估表应用于恶性肿瘤患者的信效度分析［J］.护理学报，2015，22（13）：1-3.

［14］赵静，吴金凤，李菁，等.OH压疮评估表在老年患者压疮危险预测中的应用［J］.中国护理管理，2017，17（11）：1500-1503.

［15］许午森.褥疮的概念与临床护理［J］.现代康复杂志，1998，2（4）：318-320.

［16］曹顺华，余小萍.多种压疮评估工具对老年患者临床应用的研究进展［J］.解放军护理杂志，2006，23（8）：42-43.

［17］张世民.压疮研究新进展［J］.国外医学（护理学分册），1995，14（5）：193-195.

［18］CUBBIN B，JACKSON C. Trial of a pressure ulcer risk caleulator for intensive therapy patients［J］. Intensive Care Nurs，1991，7（1）：40-44.

［19］姚秀英，徐栩，陈霞，等.汉化版Cubbin & Jackson量表与Braden量表在ICU压疮风险评估中的应用比较［J］.护理学杂志，2017，32（6）：44-46.

［20］黄灿，马玉霞，蒋梦瑶，等.压力性损伤风险评估工具的研究进展

［J］．上海护理，2021，21（1）：50-53.

［21］杨秀玲．中文版COMHON压疮评估表在ICU的测评者间信度分析［J］．医学理论与实践，2017，30（24）：3722-3724.

［22］FULBROOK P，ANDERSON A．Pressure injury risk assessment in intensive care：comparison of inter-rater reliability of the COMHON （Conscious level，Mobility，Haemodynamics，Oxygenation，Nutrition）Index with three scales［J］．J Adv Nurs，2016，72（3）：680-692.

［23］樊华．中文版COMHON压力性损伤评估量表在ICU患者中的应用研究［D］．合肥：安徽医科大学，2018.

［24］马轶，陈莉，崔红梅，等．ICU专用压力性损伤风险评估量表COMHON量表的汉化及评价［J］．实用临床护理学电子杂志，2020，5（27）：195.

［25］MUNRO C A．The development of a pressure ulcer risk-assessment scale for perioperative patients［J］．AORN J，2010，92（3）：272-287.

［26］MATHIAS J M．Fine-tuning the Munro scale for pressure ulcers［J］．OR Manager，2015，31（6）：4-5.

［27］GALCIN P A，CURLY M A．The Braden Q+P：a pediatric perioperative pressure ulcer risk assessment and intervention tool［J］．AORN J，2012，96（3）：261-270.

［28］吴勤，崔渝敏，陈燕，等．急性压疮危险因素评估量表在心脏直视手术患者中的应用［J］．中华护理杂志，2009，44（1）：40-42.

［29］吴勤，王鹏巨，王玲，等．心脏直视手术后病人急性压疮相关因素的研究［J］．中华护理杂志，1999（6）：10-12.

［30］魏革，胡玲，祝发梅．手术患者压疮风险因素评估表的设计与应用［J］．中华护理杂志，2011，46（6）：578-580.

［31］顾晓蓉，匡秀兰．Braden-Q评估表对儿童压疮应用［C］//中华护理学会2009全国护理管理学术交流暨专题讲座会议；中华护理学会2009全国护理新理论、新方法、新技术研讨会论文汇编．［出版者不详］，2009：107-112.

［32］宋辉．肿瘤患者术中急性压疮风险评估表的研究［D］．天津：天津医科大学，2014.

［33］钱维明，黄立峰，项海燕，等．手术患者压疮危险因素评估量表的

研制［J］.中国护理管理，2013，13（8）：24-27.

［34］童珊珊，赵梅，杨玉英，等.汉化版Munro成人手术室压疮风险评估表在全身麻醉手术中的应用研究［J］.重庆医学，2018，47（10）：1336-1339.

［35］马琼，高兴莲，刘娟，等.3S评估表在术中压疮前馈控制中的应用研究［J］.护理研究，2014，28（14）：1722-1723.

［36］LOPES C M，HAAS V J，DANTAS R A，et al. Assessment scale of risk for surgical positioning injuries［J］. Rev Lat Am Enfermagem，2016，24：e2704.

［37］应元婕，张莉，杨旭，等.中文版ELPO手术体位相关性压力性损伤风险评估表在口腔颅颌面肿瘤手术中的应用评价［J］.中国口腔颌面外科杂志，2020，18（4）：333-337.

［38］高兴莲，郭莉，何丽，等.术中获得性压力性损伤预防专家共识［J］.护理学杂志，2023，38（1）：44-47.

［39］吴晓舟，刘晓黎，王泠.围手术期压力性损伤风险评估量表应用的研究进展［J］.中华现代护理杂志，2019，25（8）：1047-1050.

［40］宋艳芳，王青，杨依，等.国内外难免性压疮管理的研究进展［J］.中国护理管理，2016，16（4）：438-442.

［41］BRINDLE C T，CREEHAN S，BLACK J，et al. The VCU pressure ulcer summit［J］. J Wound Ostomy Continence Nurs，2015，42（4）：331-337.

［42］杨华俊，吴柳颜，陈扬，等.手术患者发生压疮的手术室相关危险因素分析及护理策略［J］.临床护理杂志，2018，17（5）：55-58.

［43］罗彩凤，贾静，柏素萍，等.围手术期患者压疮评估及评估工具使用现状的调查研究［J］.中华护理杂志，2017，52（4）：409-413.

CHAPTER 3

第三章

术前访视与会诊

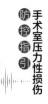

压力性损伤的术前访视制度

术前访视是指手术室护士在手术患者入手术室之前对其进行访视，由术前评估和术前宣教两部分组成。术前访视是手术室护理人员的一项基本职责。在术前访视中，压力性损伤评估是必不可少的内容，由手术室护士术前1日到病房对手术患者评估压力性损伤的相关问题，根据评估结果制订和采取干预措施，以达到预防术中压力性损伤的目的。

一、压力性损伤术前访视的意义

（一）掌握患者基本情况，评估患者需求

术前护理人员充分了解和掌握患者的基本情况与需求，有利于制订针对性护理干预措施。术前1日，手术室护士到病房访视手术患者，掌握患者的基本情况、病情，包括患者年龄、体重指数、受力点皮肤情况等，并评估患者需求。

（二）缓解患者术前焦虑

患者的焦虑主要来自对疾病、手术过程及手术效果的未知，这些未知成为患者的多重压力源，可能导致患者出现以焦虑为代表的心理应激反应，给手术和麻醉带来负面的影响。术前访视时手术室护士可向患者讲解手术过程、手术体位摆放要求及围手术期的护理措施等，分享成功案例，必要时请患者亲身体验手术体位，提前做好患者的心理建设工作，缓解其焦虑。

（三）制订个性化手术室压力性损伤预防方案

因病情与个体差异，即使实施相同的手术，不同患者的手术体位摆放要求都存在区别。尤其对于一些需行特殊手术如强直性脊柱炎、恶病质等患者，手术室护士需要为其制订个性化的手术体位管理方案。术前访视时，护士根据手术室专用压力性损伤风险评估量表对患者进行评估，根据评估结果为患者制订个性化的手术室压力性损伤预防措施，必要时可实施手术体位预摆。

二、压力性损伤术前访视的方法与形式

（一）术前访视手册（卡）与语言解说相结合

可根据手术实际情况建立术前访视手册，内容包含手术相关准备、麻醉配合事项、压力性损伤的相关知识和手术体位摆放说明等，图片内容要恰当，以免引起患者不适。术前1日，由手术室护士进行术前访视，阅读病历，掌握患者的基本病情及手术要求，准备术前访视手册（卡）。到病房访视患者时，先向患者进行自我介绍并说明访视目的，结合术中潜在的压力性损伤风险告知患者压力性损伤的危害及预防措施等，以引起患者重视并教会患者术中如何更好地配合体位管理要求，如请患者提前进行手术体位训练、参与体位预摆等，防止术中压力性损伤发生。护士访视时可采用图片与口头讲解相结合的方式，以提高访视效果。

（二）建立手术患者高风险压力性损伤措施评价表并跟踪落实

在术前访视时甄别出高风险压力性损伤手术患者，建立手术患者高风险压力性损伤措施评价表（表3-1-1），按要求实施压力性损伤防护各项措施并跟踪落实。

表3-1-1　手术患者高风险压力性损伤措施评价表

手术日期：　　年　　月　　日　　巡回护士：　　　手术名称：					
患者信息	科室：	姓名：	性别：□男　□女		年龄：　　岁
	住院号：	体位摆放时间：	体位结束时间：		

术前评估	年龄	□≤49岁　1分　　□50～64岁　2分　　□65～79岁　3分 □≥80岁　4分
	体质指数	□18.5～23.9　1分 □17.5＜BMI＜18.5/24≤BMI≤27.9　2分 □16≤BMI≤17.5/28≤BMI≤40　3分 □BMI＜16/＞40　4分
	受力点皮肤	□完整　1分　　　　　　□红斑　2分 □瘀斑/水疱　3分　　　 □破损　4分
	手术体位	□仰卧位　1分　　　　　□侧卧位　2分 □局麻俯卧位　3分　　　□全麻俯卧位　4分
	术中施加力	□无　1分　　　　　　　□摩擦力/剪切力　2分 □冲击力　3分　　　　　□合力　4分
	预计时间	□＜3 h　1分　　　　　 □≥3 h且＜4 h　2分 □≥4 h且＜5 h　3分　　□≥5 h　4分
	特殊因素	①全麻俯卧位手术患者的面部皮肤：菲薄、浮肿、消瘦，加2分 ②控制性降压、低温麻醉，加3分 ③其他情况（如休克、水肿、严重创伤）酌情加1～4分
	评估结果	属发生压力性损伤　　□高度危险人群　□非常危险人群 评估评分：　　　　分

如果患者评分≥12分，或行肝移植术、重度脊柱侧弯矫形术、神经外科侧/俯卧位手术，请继续填写以下表格			
术中护理措施	护理措施	完成情况	备注
	术前检查患者皮肤情况，如有异常及时汇报并保护	□是　　□否	
	体位用物准备齐全、合适	□是　　□否	
	导尿前放置尿垫，避免浸染床单	□是　　□否	

（续表）

护理措施	完成情况	备注

<table>
<tr><td rowspan="30">术中护理措施</td></tr>
</table>

护理措施	完成情况	备注
正确摆放手术体位及体位垫	□是　□否	
检查床单是否平整，有无褶皱、潮湿	□是　□否	
各类骨隆突处垫泡沫敷料以缓解压力	□是　□否	
维持脊柱、肢体、关节的生理功能体位，防止过度牵拉、扭曲	□是　□否	
约束带松紧适宜（以能容纳一指为宜），防止术中移位、坠床	□是　□否	
检查眼睛、耳廓、下巴及男性患者外生殖器是否受压	□是　□否	
各类导线、管路等是否受压于身下	□是　□否	
术中应避免手术设备、器械和手术人员造成的外部压力	□是　□否	
术后去除眼贴和胶布动作要轻柔，顺毛孔方向撕除	□是　□否	
麻醉后移动患者时多人抬起床单位操作，避免拖、拉	□是　□否	
每间隔1 h应解除局部压力至少1 min，或调整受压部位	□是　□否	

抬起部位	抬起时间			
□头枕部				
□颜面部				
□足跟				
□胫骨				
□膝盖				
□脚踝				
□脉氧夹				
□脚尖未触底				

手术开始前及时用暖风机或升温毯对患者进行预加温	□是　□否	
术中使用暖风机或升温毯	□是　□否	
冲洗体腔采用36～38℃温盐水	□是　□否	
将患者送出前检查皮肤情况，如有异常及时汇报	□是　□否	
手术结束前提高室温至24～25℃	□是　□否	

（续表）

对于术前有压力性损伤患者或特殊体型患者要保留图片			
术前图片			
术后图片			
术后皮肤情况	□完好　　□压红，压之褪色　　□压红，压之不褪色　　□水疱		
	描述：		
	巡回护士：　　　　　恢复室：　　　　　接班护士：		

（三）运用多媒体教育素材

在多媒体技术发展日新月异的背景下，各领域从业者将文字、图形、图像、动画、声音和视频等多种媒体教育方式融于一体，形成新的传播媒介——计算机与互联网，借助强大的软件技术支撑，使要传播的内容更形象生动、清晰悦目，抽象的内容变得更为具体实际。目前很多医院已采用此种方式进行术前宣教，向手术患者讲解手术注意事项及建议、手术室环境及设备、手术体位、安全保障等内容。通过图文并茂的情景演示，患者提高了对手术的认知程度，减少了对手术未知的恐惧，增强了主观能动性。手术室压力性损伤的防护也可借鉴以上方法，有条件的医院可提前准备个性化的手术体位图片，推出形式多样的术前访视方法，满足各个年龄阶段患者的不同需求。

（四）术前手术体位情景模式演练

术前手术体位情景模式演练即在患者实施手术前，为解决手术体位管理中的难题，请患者提前参与手术体位摆放，针对体位预摆中发现的问题制订个性化手术体位管理方案，避免患者术中发生压力性损伤。

目前，各医院术前访视的内容以手术配合注意事项和手术过程为主，对手术体位管理涉及较少。近年来，由手术体位摆放与维持不当引发的不良事件及并发症等屡见不鲜，尤其是一些特殊体位的并发症和压力性损伤的发生率更高于常规体位。因此可对不同患者、不同疾病、不同专科特点进行个性化访视，使患者更容易理解与配合手术室工作。对于体位摆放困难的患者，可请患者于术前1日到手术间进行体位预摆，开展术前手术体位摆放情景演练。如患者无法到现场配合演练，由配合此台手术的巡回护士扮演患者进行体位摆放演练，亲身体验手术体位的感受，对最舒适的手术体位进行记忆，在次日患者手术体位摆放时，为患者提供最安全、舒适的手术体位。对于无特殊情况的患者，也可携带体位垫至病房，在病房为患者预摆体位。术前手术体位情景演练是在手术患者清醒的情况下进行，故能与患者进行深度交流，可以了解患者对手术体位的直观感觉，可对导致患者不舒适的地方及时进行改进。

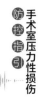

三、压力性损伤术前访视的不足与展望

全国医院质量管理评审细则要求手术室护士术前1日访视率达到100%，术前访视工作成为14项护理核心制度之一。然而，受护士人员编制、知识结构等影响，目前在临床工作中仍存在访视率不高、访视中未能针对患者手术特点制订个性化压力性损伤预防方案等问题。在术前访视中，压力性损伤的预防没有得到足够的重视，相信随着医疗分科的精细化、亚专科的崛起，手术室压力性损伤将越来越多地引起手术室及其他医务人员的重视。

（王莉　王普琼　黄静娟）

手术患者压力性损伤健康教育

　　研究显示，良好的术中压力性损伤预防计划应包括：术前正确评估，识别患者术中获得性压力性损伤的危险因素，告知患者并取得其积极配合；术中手术室护士及时观察，发现受压部位的血运障碍等现象并采取正确的预防措施；术后保持密切关注并与患者原科室详细交接。本节将详细阐述预防手术室压力性损伤的宣教内容以及流程，指引手术室护士对手术患者进行有效的宣教，从而取得患者的理解与配合，降低手术室压力性损伤发生的风险。

一、术前教育

　　手术室护士术前1日向患者讲解手术流程并介绍手术室环境，减轻患者的恐惧心理，使用手术室专用压力性损伤评估量表评估患者术中压力性损伤发生的风险，告知患者术中压力性损伤概念及其发生的风险因素，根据患者存在的风险因素进行宣教并采取相应的预防措施进行术前体位训练，如让存在营养障碍的患者控制饮食，保证营养；指导糖尿病患者遵医嘱用药，并让其遵循糖尿病饮食原则，严格将血糖控制在正常范围内；让皮肤潮湿或已存在受压的患者加强皮肤护理，告知患者及其家属术前、术后休息时采用与术中不同的卧位，避免手术部位持续受力。宣教完毕后评价患者对宣教内容的掌握程度及依从性。

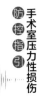

二、术中教育

患者进入手术室后，手术室护士再次与患者沟通手术体位摆放要求、手术时长，评估患者术中压力性损伤高风险部位皮肤情况，告知患者术中发生压力性损伤的高风险部位并采取针对性的预防措施。

三、术后教育

评价患者高风险部位皮肤的术中压力性损伤预防效果；告知患者及其家属术中压力性损伤高风险部位皮肤受压情况，与病房护士做好皮肤交接工作；向患者及其家属宣教术后压力性损伤高风险点（包括体位、器械、管道压力性损伤风险点）及预防措施，如使用预防性敷料、每2 h翻身避免术中受压部位持续受压等（图3-2-1）。

正确地进行健康教育是保证患者积极配合术中压力性损伤预防措施实施的前提，手术过程实时评价是掌握宣教情况、保证宣教效果的重要环节。在工作中，护士要根据每个患者的实际情况进行综合评估后实施健康宣教，制订相关的护理计划，采取有针对性的预防措施从而降低患者手术室压力性损伤的发生率，避免患者出现手术以外的身体伤害。

宣教时机　　　　　　　　　　　宣教内容

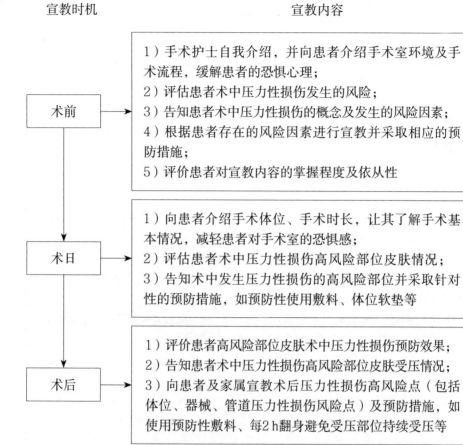

术前

1）手术护士自我介绍，并向患者介绍手术室环境及手术流程，缓解患者的恐惧心理；
2）评估患者术中压力性损伤发生的风险；
3）告知患者术中压力性损伤的概念及发生的风险因素；
4）根据患者存在的风险因素进行宣教并采取相应的预防措施；
5）评价患者对宣教内容的掌握程度及依从性

术日

1）向患者介绍手术体位、手术时长，让其了解手术基本情况，减轻患者对手术室的恐惧感；
2）评估患者术中压力性损伤高风险部位皮肤情况；
3）告知术中发生压力性损伤的高风险部位并采取针对性的预防措施，如预防性使用敷料、体位软垫等

术后

1）评价患者高风险部位皮肤术中压力性损伤预防效果；
2）告知患者术中压力性损伤高风险部位皮肤受压情况；
3）向患者及家属宣教术后压力性损伤高风险点（包括体位、器械、管道压力性损伤风险点）及预防措施，如使用预防性敷料、每2h翻身避免受压部位持续受压等

图3-2-1　手术患者术中压力性损伤宣教流程

（朱小冬　朱洁琼）

附件一：手术患者预防压力性损伤健康教育表（表3-2-1）。

表3-2-1 手术患者预防压力性损伤健康教育表

科室：	患者姓名：	年龄：	性别：	住院号：	诊断：
宣教日期：					
宣教人签名：					
宣教对象：	□本人　□配偶　□父亲　□母亲　□儿子　□女儿 □其他				
宣教方式：	□口头　　□书面　□示教　□其他				

宣教内容：

□（1）介绍手术室环境、手术流程，让患者了解手术室环境及流程，减轻患者对手术室的恐惧感。

（2）营养

□①肥胖患者：皮肤厚度相对薄弱，卧床时体重增加了对皮肤的压力，压力性损伤形成的风险增大，指导患者控制饮食，减轻体重。

□②消瘦患者：由于无皮下脂肪组织缓冲保护，血液循环不良，也容易导致压力性损伤的发生，指导患者摄入营养素，增加体重。

□③低蛋白：指导患者进食高蛋白食物，增加蛋白质摄入，如肠内营养素、鸡蛋等。

□④低血红蛋白：根据贫血的原因及分类，遵医嘱进行输血或补充铁剂，指导患者进食含铁、蛋白质丰富的食物，如牛肉、鸡蛋、猪肝等。

□⑤组织灌注不足（术前低血压、手术中控制性降压等）：告知患者术前低血压或手术中控制性降压等因素会引起组织灌注不足，降低组织的耐压力，导致术中压力性损伤的风险增加，让患者知晓低血压会增加压力性损伤发生的风险。

□（3）糖尿病患者：指导患者遵医嘱用药，遵循糖尿病饮食原则，严格将血糖控制在正常范围内。

□（4）神经功能受损（瘫痪、自身感觉神经敏感度下降或丧失等）：告知患者因神经功能受损导致的感觉障碍、活动和移动受限，会增加压力性损伤发生的风险。

（5）皮肤潮湿（汗液、失禁、分泌物等）

□①告知患者皮肤处于潮湿状态，会使患者的皮肤抵抗力降低，导致压力性损伤的发生。

□②指导患者配合医护人员及时收集排泄物，更换衣物、敷料，使用皮肤保护剂，保持局部皮肤干净整洁。

（续表）

□（6）受力点皮肤已发生压力性损伤：告知患者局部皮肤已存在或已发生压力性损伤，手术中容易新发压力性损伤或原有压力性损伤会进一步加重，指导患者术前积极配合医务人员做好压力性损伤处理措施，尤其是避免局部皮肤继续受压。 □（7）手术体位：指导患者配合医务人员进行术前体位训练。 □（8）手术时长：告知患者及其家属手术时间＞3 h，压力性损伤发生风险明显增加。 □（9）术后配合：告知患者术后不能因伤口疼痛、紧张、焦虑等因素拒绝翻身，主动向医务人员倾诉，配合医护人员术后康复工作，防止压力性损伤的发生

附件二：手术患者术中压力性损伤健康教育效果评价表（表3-2-2）。

根据"手术患者预防压力性损伤健康教育表"制订"手术患者术中压力性损伤健康教育效果评价表"，手术室护士根据时间节点对患者进行评价，能及时有效地了解患者对相关内容的掌握情况，使健康教育内容能够有效落实。

表3-2-2　手术患者术中压力性损伤健康教育效果评价表

评价内容		宣教后评价	术前评价	术后评价	术后访视评价
评价日期：					
对宣教内容效果评价	掌握				
	部分掌握				
体重指数（BMI）	18.5～23.9				
	17.5＜BMI＜18.5 / 24＜BMI＜27.9				
	16≤BMI≤17.5 / 28≤BMI≤40				
	BMI＜16或＞40				

（续表）

评价内容		宣教后评价	术前评价	术后评价	术后访视评价
组织营养状态	血红蛋白＜80 g/L				
	白蛋白＜30 g/L				
神经功能障碍	血糖稳定				
受力点皮肤评价	正常				
	红斑				
	瘀斑/水疱				
	水肿				
	破损				
心理因素	焦虑				
	恐惧				
评价者签名：					

（朱小冬　朱洁琼）

手术室压力性损伤护理会诊制度执行分工

一、护理会诊的概念

护理会诊是指在临床护理工作中，针对患者病情危重或存在跨专科的护理问题，由患者所在科室的护理人员提出申请，请求其他科室护理人员进行指导或共同讨论研究制订出切实有效的护理方案的一种方法。

手术室压力性损伤防控会诊是立足于保证手术安全、预防手术室压力性损伤发生、降低压力性损伤发生率的护理活动。它是指当手术室遇到特殊手术体位，存在伤口、造口，病情复杂等多方面难以解决的问题时，为预防手术相关压力性损伤的发生，由手术室护士主持，视情况邀请临床科室护士、手术医生、麻醉医生共同参与讨论，制订手术和护理方案的一种制度。手术室压力性损伤防控会诊有别于传统护理会诊，麻醉医生和手术医生常会参与其中。

二、手术室压力性损伤护理会诊人员

会诊要求中级职称以上医务人员参加，但并非所有会诊都需要手术医生、麻醉医生和临床科室护士参与，具体视患者病情和会诊类型而定。

1. 手术室护士

手术室护士是护理会诊的主导力量，会诊全程由手术室护士长或压力性损伤防控小组组长主持，带教组长、手术亚专科组组长、护理组骨干、当台手术的器械护士和巡回护士参与会诊。

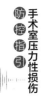

2. 临床科室护士

临床科室护士是护理会诊的延续力量，术前、术后患者的健康教育和指导工作都需临床科室护士执行，视情况可邀请1~2名临床科室护士参加，其中包括责任护士1名。

3. 麻醉医生

麻醉医生是护理会诊的支撑力量，压力性损伤会诊时由主管该手术患者的麻醉医生或其上级医生参加。

4. 手术医生

手术医生是护理会诊的增援力量，由该手术患者的主刀医生参与。手术医生将患者手术方案及理想手术体位等准确信息传递给护理人员，共同制订手术体位摆放方案及最佳护理决策。

三、手术室压力性损伤护理会诊分类与执行分工

随着多学科团队协作的发展，护理会诊在临床上的应用愈加广泛。但由手术室护士主持的跨团队会诊极为少见，这对手术室护士来说具有一定的挑战性。在组织护理会诊前，需要确定会诊类型和流程，做好人员分工，将各项准备工作执行到位。

（一）会诊分类

按会诊范围可分类为科内会诊、科间会诊、急诊会诊、全院会诊、院外会诊等。按会诊形式可分类为现场会诊和远程会诊。

（二）执行分工

1. 科内会诊

由巡回护士提出会诊申请，护士长或手术室压力性损伤护理组组长主持，并召集巡回护士、器械护士、护理骨干参加，分析患者术中、术前、

术后在体位管理中可能会遇到的问题，并提出相应解决措施。根据手术患者病情进行全面评估，若病情允许，邀请患者至手术室进行术前体位预摆，也可携带体位垫至患者所在科室，提前进行手术体位摆放。在进行手术体位预摆的过程中注重患者主观感受，收集患者意见，针对体位预摆过程中的难点进行分析总结，制订措施，做好各项准备。科内会诊一般在术前1天完成，巡回护士负责汇总会诊意见并做好会诊记录。

2. 科间会诊

遇特殊手术，手术室单方面难以解决时，需要邀请麻醉医生、手术医生及临床科室护士到手术室进行科间会诊。科间会诊由当台巡回护士提出，填写会诊单，经护士长审核同意后发出申请。应邀科室人员一般要在6 h内完成，急诊在接到通知后15～30 min内赶到手术室，由手术室专人做好会诊记录。手术室必须提供患者简要病史，预防压力性损伤的护理措施及落实情况、效果，会诊目的与要求，并将上述情况认真填写在会诊单上。特殊体位手术还可邀请患者进行体位预摆，综合手术医生、麻醉医生和患者意见，拟出最佳体位管理方案，保证手术安全。

3. 全院会诊

各大医院特别是疑难病例较多的医院分科越来越细，院内会诊的重要性尤为突出。遇到疑难手术体位管理的情况，经过科内、科间会诊仍不能解决，需进行院内大会诊时，由手术室护士长上报护理部，护理部和医务部共同确定会诊时间，组织有关人员进行会诊。

4. 院外会诊

院外会诊由手术室护士长填写护理会诊申请记录单，送交护理部，护理部负责与有关医院联系，安排会诊。必要时携带病历或陪同患者到院外会诊，也可将病历寄发有关医院，进行书面会诊。

5. 远程会诊

随着信息化应用普及，医疗服务开启了新的纪元。远程护理是伴随着远程医疗发展而来的。电话、传真、视频、互联网是远程会诊常见的电子通信方式。虽然目前开展的压力性损伤远程会诊比较少，也没有明确的会诊流程和会诊方案，但其优势已日益凸显。首先，它突破了地域障碍和咨询的空间障碍，在一定程度上提高了诊疗的时效，均衡了医疗资源的地域差异。其次，远程会诊的实施，开辟了护理实践的新领域，拓宽了护士的工作场所，提升了护士的成就感与满意度。最后，远程会诊让患者不用出门就能享受到医务人员的健康服务、健康咨询和指导等，有效增强了患者慢性病的自我照顾和管理能力。从2009年《中共中央　国务院关于深化医药卫生体制改革的意见》到2018年4月《国务院办公厅关于促进"互联网＋医疗健康"发展的意见》可以看到国家对于远程医疗的重视，使医务人员看到远程医疗未来的发展方向。

（三）实施手术室压力性损伤防控会诊的流程

1. 会诊申请

首先，创建一个医护共用的会诊系统，其次，手术室护士发出跨科申请，被邀科室的护士和医生的跨科处理会诊处置列表中即可出现该患者及其病历，系统中选择申请会诊科室，保存后即可自动进入电子病历系统，避免重复登录。

2. 会诊组织

现阶段护理会诊大多是依托电子病历系统中的会诊系统进行的，并不能满足某些实践性强且病情复杂的压力性损伤护理会诊的需求，所以手术室压力性损伤护理会诊要求必须结合具体情况，在医务人员提前做好各项保护措施，充分评估，确保患者安全时，方可在手术间或病房组织开展。

3. 会诊过程

首先，由巡回护士汇报会诊患者的基本情况、护理问题、护理措施及效果，提出会诊目的，即需要共同解决的问题。其次，麻醉医生、手术医生和临床科室护士分述可能会遇到的困难。会诊人员对患者进行查体后，结合患者具体情况进行讨论，制订方案并实施手术体位预摆。在实施具体方案时，可视患者的实际情况进行调整，形成个性化的解决方案。最后，与会人员在会诊单上填写会诊意见并签名。

4. 诊后跟踪

会诊全过程由专人进行记录，并在会诊系统上进行总结。待手术结束后及时进行评价，术后随访再次进行评估，及时反馈并总结记录。

具体流程参见表3-3-1。

表3-3-1 会诊流程表

护理申请						会诊过程	诊后跟踪
会诊范围	会诊类型	提出者	主持	时间要求	记录人		
1. 难免体位并发症（如术中压力性损伤）的防控 2. 高难度手术护理技术操作 3. 疑难、复杂、典型、罕见病例 4. 医院重大手术及新技术、新项目的开展	科内会诊	责任护士	护士长或护理组长	术前1日	责任护士	汇报：护理病例、原有护理问题、护理措施效果、所需会诊目的 补充：被会诊科室护士长或护理组长，对汇报给予补充说明 会诊：护理措施，评价指导，填写意见 实施：落实护理措施，评价督促，评价反馈	术后评价：术后随访再次评估，及时反馈总结记录
	科间会诊	责任护士	护士长	24 h	责任护士		
	全院会诊	护士长	护理部	—	责任护士		
	院外会诊	手术室护士长	护理部	—	责任护士		

（蔡佩霞 温贤智）

参考文献

［1］张颖，周立.手术室护士实施术前访视内容标准的研究［J］.中华护理杂志，2011，46（4）：361-363.

［2］NURSES A. Perioperative standards and recommended practices［M］. New York：AORN，2014.

［3］黄陈红，吕晓玲.程序化健康教育模式在术前访视中的应用［J］.护理实践与研究，2012，9（6）：128-129.

［4］张晓萍，高春燕，张燕，等.合理安排术前访视的质性研究［J］.解放军护理杂志，2008，25（4）：8-9，12.

［5］宗倩，郑霞，张静.手术室特殊手术体位患者术前访视及风险告知的实践研究［J］.中国继续医学教育，2016，8（1）：193-195.

［6］魏革，刘苏君.手术室护理学［M］.2版.北京：人民军医出版社，2005.

［7］张雨，周学颖，赵峰，等.手术患者围术期压力性损伤管理现状的质性研究［J］.长春中医药大学学报，2020，36（6）：1290-1293.

［8］靳苗苗.术中急性压力性损伤影响因素的分析及其常用风险评估量表信效度的比较［D］.兰州：兰州大学，2018.

［9］北京护理学会手术室专业委员会.术中获得性压力性损伤预防与护理专家共识［J］.中华现代护理杂志，2020，26（28）：3853-3861.

［10］中华护理学会.《术中获得性压力性损伤预防》团体标准［EB/OL］.（2023-01-31）［2023-04-06］.http://www.cna-cast.org/cn/cnaWebcn/upFiles center/upload/file/20230131/1675152164376001683.pdf.

［11］高兴莲，熊璨，杨英，等.术中压力性损伤患者围手术期特征的回顾性分析［J］.护理学杂志，2020，35（3）：42-45.

［12］姚丽，丁楠楠，杨丽平，等.不同减压装置预防手术压力性损伤的网状Meta分析［J］.中国循证医学杂志，2018，18（10）：1086-1092.

［13］刘晓黎，王泠，魏彦姝，等.预防成人术中获得性压力性损伤的最佳证据总结［J］.中华护理杂志，2020，55（10）：1564-1570.

［14］王丽，李继平.我国护理会诊的发展现状与建议［J］.护理管理杂志，2010，10（2）：104-106.

［15］潘婷婷，李玲，任雪娇，等.多学科护理会诊模式在1例硬质气管镜

检下气道肿瘤切除术病人中的应用［J］.全科护理，2017，15（31）：3963–3964.

［16］赵兴扬.多学科团队协作护理会诊模式在PICC护理中的实践［J］.护士进修杂志，2017，32（12）：1098–1099.

［17］罗志弘，曾剑君，付丽萍.68例产科DIC多学科护理会诊体会［J］.西南国防医药，2016，26（12）：1531–1533.

［18］黄美红，俞文敏，张学敏，等.护理信息系统延伸功能的开发和管理［J］.护理学杂志，2012，27（21）：4–6.

［19］张圣洁，蒲霞，王惠珍，等.手术室专科护士院内会诊模式的建立与实施［J］.护理学报，2018，25（12）：25–27.

［20］苏学，陆燕珍，李双凤，等."互联网+"远程护理会诊在基层医院初探［J］.中医药管理杂志，2017，25（24）：35–36.

［21］刘琳，管细红.创新推进"互联网+护理服务模式"［J］.中国护理管理，2019，19（S1）：43–45.

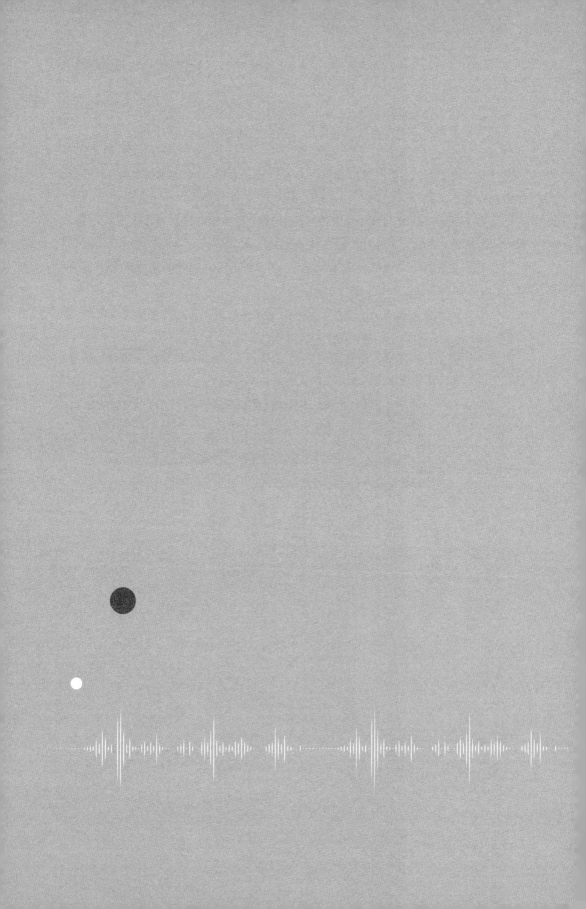

CHAPTER 4

第四章

手术体位与支撑面的管理与设计

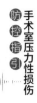
各种手术体位管理要点及图谱

一、手术体位管理要点

（一）手术体位的概念

手术体位是指手术患者在术中的体位，由患者卧姿、体位垫使用、手术床操纵3部分组成。正确的手术体位，由手术医生、麻醉医生、手术室护士三方根据患者的手术部位选择适合患者体型的体位摆放用具，并共同确认和执行，以达到充分暴露术野，防止患者神经、肢体等意外损伤的目的。常见的手术体位包括仰卧位、侧卧位、俯卧位、截石位等。

（二）手术体位安置原则

（1）遵循安全、舒适、术野充分暴露、不妨碍患者呼吸为原则，摆放正确的手术体位。

（2）保持人体正常的生理弯曲及生理轴线，维持患者各肢体、关节的生理功能位，防止过度牵拉、扭曲及血管神经损伤。

（3）正确约束患者，松紧度适宜（以能容纳一指为宜），维持患者体位稳定，防止术中移位、坠床。

（三）手术体位管理要点

（1）手术前巡回护士应认真评估患者全身情况，仔细检查患者皮肤，查看受压部位及手术区皮肤是否完整，对昏迷、消瘦、小儿（身体有无抓伤）、长期卧床及外伤的患者尤应注意，如有异常应及时与病房护士、手术医生沟通，并在手术患者科间交接核查单上注明并签名。

（2）手术床单平整无皱褶、无潮湿，患者的皮肤勿与金属床沿、头架、器械托盘等金属物接触，应用布类敷料隔开以防电灼伤。

（3）摆放患者体位前应通知麻醉医生，以保护患者头部及各种管路，如气管插管、输液管道等，防止管道脱落、颈椎脱位等意外发生。

（4）摆放患者手术体位过程中应尽量减少暴露，注意保暖。

（5）全身麻醉及颜面部手术患者注意保护眼睛，防止消毒液溅入眼内烧伤角膜。耳部手术时用棉球堵塞患者耳道，防止消毒液流入耳内，灼伤鼓膜。加强对患者骨隆突处的保护，可预防性使用防压力性损伤敷料进行保护。

（6）手术体位摆放完成后，再次检查各类管道，确保通畅。

（7）手术中保证手术安全，在征得术者及麻醉医生同意的情况下，可视情况每1～2 h微调受压部位，采用左右倾斜手术床5°～10°、将患者的头偏向另一侧等措施，以缩短局部组织的受压时间。

（8）粘贴及揭除电极片、负极板，搬动患者时动作应轻柔，勿拖拽患者，防止人为意外伤害。

（9）手术结束时检查评估皮肤情况，与病房护士仔细进行床旁交接，使患者的护理得到延续。

（10）常见体位的摆放要点：

①平卧位时颈下垫颈枕保护颈椎，上肢外展不得超过90°，以免损伤臂丛神经。膝关节下垫软垫，避免膝关节过伸，造成术后疼痛或神经损伤。足跟下垫软垫，防止足跟受压。

②摆放俯卧位时注意避免患者腹部和眼球受压。全麻后采用轴线翻身法将患者安置于俯卧位支撑物上，使胸腹部悬空，保护男性患者外生殖器官及女性患者乳房，脚尖自然下垂，保持功能位。硬膜外麻醉或清醒患者，巡回护士术中注意帮助患者变换面部受压位置，防止面颊部长时间受压而造成损伤。气管插管要注意防止患者术中管道脱落。

③侧卧位胸部垫软枕，暴露手术部位，注意舒展健侧肢体，避免大血管、腋神经受压，保证输血、输液通畅。肾脏手术摆放手术体位时注意将腰桥对准手术部位，升高范围为10～15 cm，不应摇升过高，以防止腰椎滑脱，手术结束后及时恢复腰桥。

④截石位时髋关节外展应＜90°，在不影响术野暴露的情况下，尽量减少腿部支架对肢体的牵拉，进行肢体固定时，可加垫高分子体位垫缓冲压力。术中注意观察双下肢末端皮温，可每小时按摩患者下肢，预防下肢静脉血栓形成。

二、手术体位摆放

（一）仰卧位

仰卧位是常见的手术体位，仰卧位时患者仰卧于手术床上，双上肢自然放于身体两侧或伸开，双下肢伸直，双膝关节下垫一软垫，以免伸直时间过长引起损伤，约束带固定膝部。根据手术部位及手术方式的不同可摆放各种特殊的仰卧位，特殊仰卧位都是在标准仰卧位的基础上演变而来，包括头颈后仰卧位、头高脚低仰卧位、头低脚高仰卧位、分腿仰卧位等。

1. 适用手术

头部、面部、胸腹部、四肢手术等。

2. 受压部位

常见的受压部位：枕后、肩部、肘关节、骶尾部、足跟。

3. 用物准备

枕头、上下肢约束带。根据手术部位、患者身体情况另备肩垫、颈枕、膝垫、足跟垫等。

4. 标准仰卧位（图4-1-1）

（1）头部置枕头并处于中立位置，枕头高度适宜。

（2）上肢自然放于身体两侧，固定肘关节部位。远端关节略高于近端关节，有利于上肢肌肉韧带放松和静脉回流。肩关节外展不超过90°，以免损伤臂丛神经。

（3）腘窝下宜垫半圆形高分子体位垫，足跟处垫足跟垫。

（4）距离膝关节上10 cm处用约束带固定，松紧适宜，以能容纳一指为宜，防止腓总神经损伤。

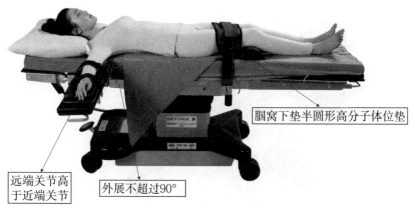

腘窝下垫半圆形高分子体位垫

远端关节高于近端关节

外展不超过90°

图4-1-1　标准仰卧位

注意事项：

（1）根据患者手术体位摆放，在骨隆突处（枕后、肩胛、骶尾、肘部、足跟等）垫高分子体位垫或其他减压垫，以防局部组织受压。

（2）约束带固定不宜过紧，防止出现骨-筋膜室综合征。

（3）全麻及颜面部患者应注意保护眼睛，可使用眼部保护敷料。

（4）孕晚期孕妇在仰卧时要适当偏向左侧，防止仰卧位低血压综合征的发生。

5. 头颈后仰卧位（图4-1-2）

（1）平肩峰放置肩垫，颈部垫颈枕，使患者的头部保持后仰头颈中立位，充分暴露术野。

（2）静脉输液侧上肢外展不超过90°，另一侧上肢自然置于身体一侧，用三角巾固定肘关节部位。

（3）膝下宜垫半圆形高分子体位垫，足跟处垫足跟垫。

（4）距离膝关节上10 cm处用约束带固定，松紧适宜，以能容纳一指为宜，防止腓总神经损伤。

肩垫支撑肩部，颈部垫颈枕，避免头部悬空，沙袋固定于头两侧

约束带固定于膝关节上10 cm处

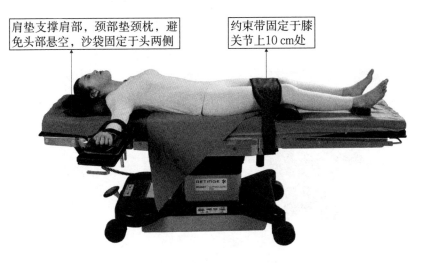

图4-1-2　头颈后仰卧位

注意事项：

（1）颈部不能悬空，防止颈部过伸，引起甲状腺手术体位综合征。

（2）注意保护眼睛，粘贴眼部保护敷料，防止消毒液溅入眼睛造成角膜烧伤。

（3）有颈椎病的患者，需请骨科医生会诊后，在患者的承受范围内摆放体位。

6. 分腿仰卧位（图4-1-3）

（1）在麻醉实施前协助患者移位，注意臀部置于超出手术床背板与腿板折叠处大约5 cm处。

（2）患者麻醉后，调节腿板，使患者两腿分开。

（3）约束带分开固定双下肢，踝关节处垫高分子体位垫或其他减压垫，预防压力性损伤。

注意事项：

（1）评估患者有无髋关节手术史或髋关节活动受限的情况。

（2）防止腿板折叠处夹伤患者大腿后侧的皮肤。

（3）两腿分开不超过60°，以能站立一人为宜，避免会阴部组织过度拉伸。

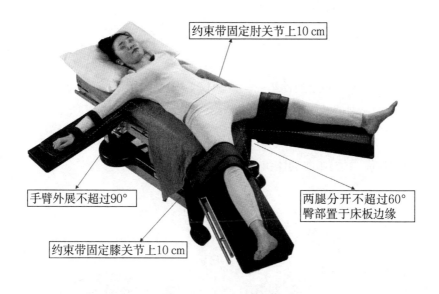

图4-1-3　分腿仰卧位

（二）侧卧位

侧卧位是将患者术侧向上，背侧靠近床沿的手术体位。侧卧位时在腋下垫一胸垫，距离腋窝10 cm，双下肢自然屈曲，前后分开放置，两腿之间垫一腿垫，双臂自然向前伸展，呈抱球状，患者脊柱处于水平线上，保持生理弯曲。在此基础上，根据手术部位及手术方式的不同，摆放各种特殊侧卧位。

1. 适用手术

头颅、肺、食管、肾、关节等部位的手术。

2. 常规侧卧位（图4-1-4）

（1）用物准备：胸垫、头枕、可调节托手架、沙袋2个、固定挡板2个、约束带2条、凹槽腿垫。

（2）患者侧卧，背侧近床沿，头下垫头枕，高度平下侧肩高，使颈椎处于水平位置。

（3）两臂向前伸展，分别置于可调节托手架上。

（4）在距腋窝10 cm处垫胸垫，防止损伤腋神经，用约束带固定双上肢。

（5）在胸背部两侧各垫一个沙袋置于中单下固定（必要时使用固定挡板），髋关节处用约束带固定。

（6）胸部手术一般采用上腿弯曲，下腿伸直的体位；肾脏手术一般采用上腿伸直，下腿弯曲的体位。

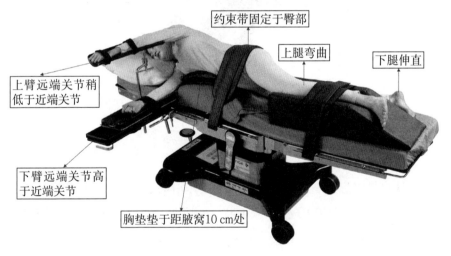

图4-1-4 常规侧卧位

注意事项：

（1）注意保护骨隆突处（肩部、健侧胸部、髋关节、膝关节外侧、外踝关节处），可根据手术时长使用防压力性损伤敷料。

（2）防止患者健侧耳廓、眼睛受压。使用固定挡板时避免患者腹股沟及男性外生殖器受压。

（3）下肢固定时避开膝关节外侧，在健侧外踝关节处垫减压垫。

3. 腰椎侧卧位（图4-1-5）

（1）用物准备：胸垫、半圆形高分子体位垫、头枕、可调节单层托手板、可调节单层托手架、4条长80 cm的自粘性约束带、腿垫。

（2）患者侧卧，头下垫头枕，保持颈椎处于水平位置。手术部位对准手术背板与腿板折叠处，腰下垫1个半圆形高分子体位垫。

（3）两臂向前伸展，分别置于可调节单层托手板和托手架上。

（4）在距腋窝10 cm处垫胸垫，双腿屈曲，错开放置，上下腿自然弯曲，两腿之间放腿垫，用自粘性约束带固定患者胸部、髋关节处、双下肢。

（5）调整手术床腰桥，使患者凹陷的腰区逐渐变平，腰部的肌肉拉伸，手术区充分暴露。

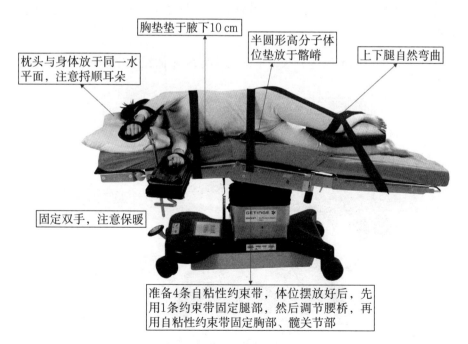

图4-1-5 腰椎侧卧位

注意事项：

（1）注意保护骨隆突处（肩部、健侧胸部、髋关节、膝关节外侧、外踝关节处）并根据手术时长使用防压力性损伤敷料。

（2）防止患者健侧耳廓、眼睛受压。

（3）下肢固定避开膝关节外侧，在健侧外踝关节处垫减压垫。

（4）关闭切口前及时将腰桥复位。

4. 脑科侧卧位（图4-1-6～图4-1-8）

（1）用物准备：头圈、可调节单层托手板、胸垫、腿垫、固定挡板2个、约束带2条。

（2）患者侧卧，背侧靠近床沿；头下垫头圈，防止耳朵受压。

（3）在距腋窝10 cm处垫胸垫。

（4）在患者后背、耻骨联合处各放置一固定挡板，固定挡板与患者身体之间用小方垫隔开，减轻压力。

（5）上侧下肢屈曲，下侧下肢伸直，两腿之间放腿垫，有利于放松腹部。

（6）约束带固定患侧上肢，手部皮肤与约束带之间用棉垫隔开。

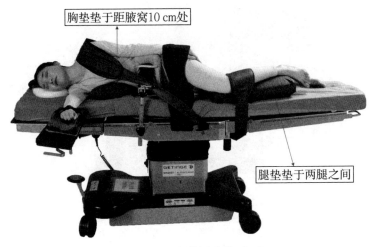

图4-1-6 脑科侧卧位（1）

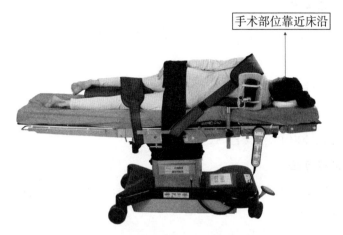

手术部位靠近床沿

图4-1-7 脑科侧卧位（2）

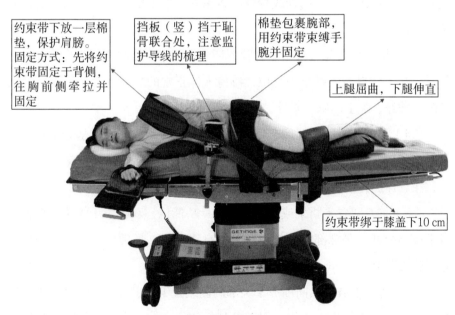

约束带下放一层棉垫，保护肩膀。
固定方式：先将约束带固定于背侧，往胸前侧牵拉并固定

挡板（竖）挡于耻骨联合处，注意监护导线的梳理

棉垫包裹腕部，用约束带束缚手腕并固定

上腿屈曲，下腿伸直

约束带绑于膝盖下10 cm

图4-1-8 脑科侧卧位（3）

（三）俯卧位

俯卧位（图4-1-9、图4-1-10）是指患者俯卧于手术床面，面部朝下、背部朝上，保证胸腹部最大范围不受压，双下肢自然屈曲的手术体位。

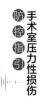

1. 适用手术

颅后窝、颈椎后路、脊柱后入路、骶尾部、四肢及背部等部位的手术。

2. 用物准备

胸垫2个、俯卧位支架或弓形体位架、髂垫2个、马蹄形凝胶圈、约束带、单层托手板2个、外科头托、头架。

3. 摆放方法

（1）根据手术方式和患者体型，选择适宜的体位支撑用物，并放于手术床上相应位置。

（2）麻醉成功，各项准备工作完成后，由麻醉医生、2名手术医生、巡回护士共同配合，采用轴线翻身法将患者安置于俯卧位支撑用物上，妥善约束，避免坠床。

（3）检查头面部，根据患者脸型调整头部支撑物的宽度，将头部置于外科头托上，保持颈椎呈中立位，维持人体正常的生理弯曲。避免压迫眼部眶上神经、眶上动脉，眼球，颧骨，鼻及口唇等。

（4）将前胸、肋骨两侧、髂前上棘作为支撑点，胸腹部呈悬空状态，暴露胸腹部，使呼吸运动不受限制，同时避免下腔静脉回流不畅引起低血压，注意保护男性患者会阴部及女性患者乳房部。

（5）将双腿置于腿架或软枕上，保持功能位，双膝给予体位垫保护，双下肢略分开，足踝部垫软枕，踝关节自然弯曲，足尖自然下垂，约束带置于膝关节上10 cm处。

（6）将双上肢自然向前放于头部两侧或置于托手板上，高度适中，避免指端下垂，用约束带固定。肘关节处垫防压力性损伤体位垫，避免尺神经损伤；或根据手术需要让双上肢自然紧靠身体两侧，掌心向内，用布巾包裹固定。

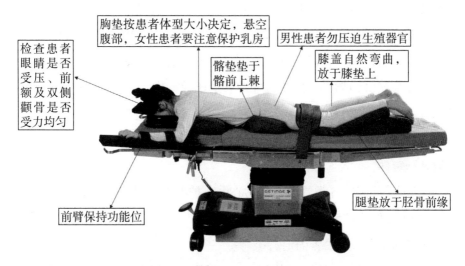

检查患者眼睛是否受压、前额及双侧颧骨是否受力均匀

胸垫按患者体型大小决定，悬空腹部，女性患者要注意保护乳房

髂垫垫于髂前上棘

男性患者勿压迫生殖器官

膝盖自然弯曲，放于膝垫上

前臂保持功能位

腿垫放于胫骨前缘

图4-1-9 俯卧位（1）

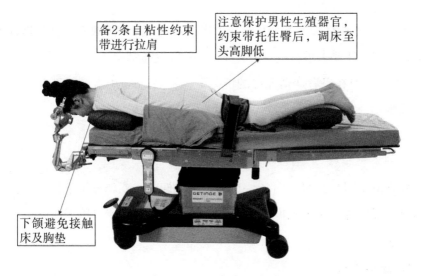

备2条自粘性约束带进行拉肩

注意保护男性生殖器官，约束带托住臀后，调床至头高脚低

下颌避免接触床及胸垫

图4-1-10 俯卧位（2）

注意事项：

（1）轴线翻身时需要至少4名医护人员配合完成，步调一致。麻醉医生位于患者头部，负责保护头颈部及气管导管；1名手术医生位于患者转运床一侧，负责翻转患者；另外1名手术医生位于患者手术床一侧，负责接住

被翻转患者；巡回护士位于患者足部，负责翻转患者双下肢。

（2）确保眼睑闭合，避免角膜损伤，受压部位避开眼眶、眼球。

（3）患者头部摆放合适后，应处于中立位，避免颈部过伸或过屈，下颌部支撑应避开口唇部，防止舌外伸后造成舌损伤，头面部支撑应避开两侧颧骨。

（4）摆放双上肢时应遵循远端关节低于近端关节的原则，约束腿部时应避开腘窝部。

（5）妥善固定各类管道，粘贴心电监护电极片时应避开受压部位。

（6）摆放体位后，应逐一检查各受压部位及各重要器官，尽量分散各部位承受的压力，并妥善固定。

（7）术中应定时检查患者眼睛、面部等受压部位情况，检查气管插管的位置，各管道是否通畅。

（8）若术中体位发生变化，应再次检查受力点有无改变，支撑物有无移动，并按上述要求重新检查患者体位保护及受压情况。

（9）术中在患者病情允许的情况下，每隔1 h将患者颜面部及双下肢微抬减压。

（四）截石位

截石位（图4-1-11、图4-1-12）是患者仰卧，双腿放置于腿架上，臀部移至床板边缘，最大限度地暴露会阴部的手术体位，多用于肛肠手术和妇科手术。

1. 适用手术

适用于肛门、会阴部、尿道、阴道及腹会阴联合手术。

2. 用物准备

体位垫、约束带、截石位腿架、托手板等。

3. 摆放方法

（1）患者取仰卧位，两腿屈髋屈膝放于截石位腿架上，腿和腿架之间用棉布或高分子体位垫隔开，防止皮肤压伤，并用约束带固定。

（2）如果手臂需外展，同仰卧位。

（3）放下手术床腿板，双下肢外展＜90°，大腿前屈的角度应根据手术需要而改变。

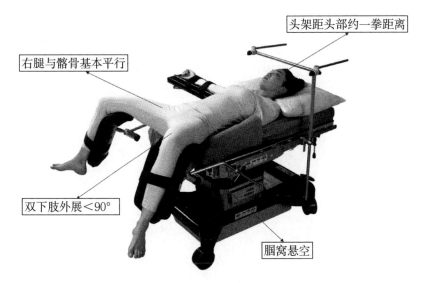

图4-1-11　截石位

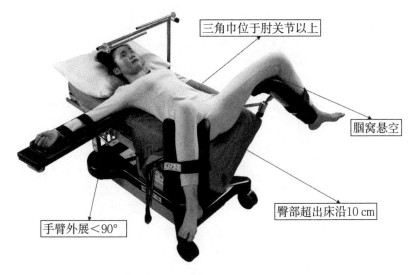

图4-1-12　妇产截石位

（4）当需要头低脚高位时，可加用肩托，以防止患者向头端滑动。

注意事项：

（1）腿架托住小腿及膝部，必要时腘窝处垫体位垫，防止损伤腘窝血管、神经及腓肠肌。

（2）手术中防止重力压迫膝部。

（3）手术结束复位时，双下肢应单独、缓慢放下，并通知麻醉师，防止因回心血量减少，引起低血压。

（钱玉秀　刘勤俭）

支撑面的定义与分类

一、支撑面的定义

支撑面（support surfaces）是指一种可以将患者放置于其表面上用于管理压力、摩擦力、剪切力和微环境的装置。这些支撑面包括病床、手推车、手术台床垫、多功能床和坐垫等。支撑面通过增大与人体的接触面或改变支撑面与身体的接触位置及持续时间，从而降低皮肤接触面的压力。支撑面因其可以减少和重新分配压力的特性成为预防压力性损伤最常用的防护装置之一。

术中，患者需长时间保持同一体位，无法应对剪切力和压力造成的影响，增加了压力性损伤的发生概率。因此，选择合适的支撑面在预防手术相关压力性损伤中显得尤为重要，而支撑面正确的管理又是保持患者舒适、预防压力性损伤的重要条件，只有将两者有机结合、相辅相成，才能保证手术体位安全。

二、支撑面的分类

（一）按作用形式分类

支撑面可分为被动（持续低压）支撑面和主动（交替压力）支撑面。具体内容详见图4-2-1和表4-2-1。

1. 被动（持续低压）支撑面

被动支撑面可分为电动或非电动两种类型，能够根据压力负荷的变化

111

改变其压力再分配的性能。该支撑面根据患者的体型（嵌入式或包封式）来塑形，从而在更大的接触面上重新分配躯体重量。虽然患者保持某一体位时界面压力会恒定存在，但可以通过增大接触面积来重新分配界面压力。

2. 主动（交替压力）支撑面

不论压力负荷多大，均可通过机械的方式使压力发生变化。主动支撑面通过周期性改变气室的压力，使身体各个部位能够承受更大的压力负荷。

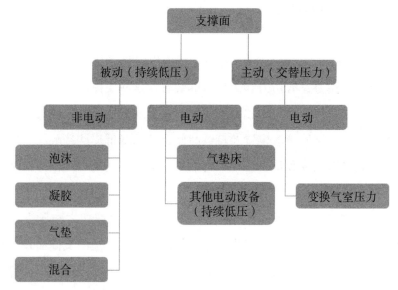

图4-2-1 支撑面的类型

表4-2-1 各类支撑面的特点

类型	名称	定义	优点	存在问题
被动（持续低压）支撑面	高规格泡沫	这类床垫的密度及硬度、支撑性、厚度等特征都优于普通床垫。根据澳大利亚的标准（AS2281-1993）分为H型和HR型（H型：常规弹性，高承重；HR型：高弹性）	①重量轻巧②容易定制③保养方便	①压缩速度快②增加绝缘及耐热

（续表）

类型	名称	定义	优点	存在问题
被动（持续低压）支撑面	凝胶	由凝胶填充制造的支撑面	①控制特定体位 ②热传导体	①重量重 ②需要保养 ③可能会渗漏 ④增加皮肤湿度 ⑤少许陷入
	气垫	由空气填充制造的支撑面	①高水平压力再分配 ②重量轻 ③可定制充气特性	①成本高 ②被动体位应用受限 ③可能发生漏气 ④搬运和安置困难 ⑤压力控制泵会产生噪声 ⑥可能引起皮肤干燥 ⑦需要电力供应
	气垫床及其他电动设备	电动力将空气填充至气囊并且从气囊逸出空气，并非所有电动装置的气垫床都是持续低压（如持续的空气流动）		
主动（交替压力）支撑面		使用机械方式在一个循环周期内产生可变换压力的支撑面	①在压力性损伤部位作周期性压力释放 ②可定制充气特性	①压力控制泵会产生噪声 ②可能发生漏气 ③搬运和安置困难 ④一些患者有类似晕船症状 ⑤成本高 ⑥可能有触底感 ⑦需要电力供应

（二）按支撑范围分类

支撑面可分为全身性支撑面和局部支撑面。

1. 全身性支撑面

全身性支撑面可分为动力驱动床垫和非动力驱动床垫。

（1）动力驱动床垫：包括交替式减压气垫床、自动压力交替床垫、医用喷气式气垫床等。优点为：①表面有许多微孔，其利用这些微孔喷出的气体，带走人体体外的水分，保持皮肤干燥，从而抑制细菌生长。②可促使气体循环波动，使身体接触部位定期轮流受压，从而促进血液流动，改善微循环，减轻和预防压力性损伤。

（2）非动力驱动床垫：分子泡沫床垫、高分子凝胶床垫、静态空气床垫、水垫等。其主要根据静态空气技术、浮力原理、波义耳定律、牛顿第三定律、帕斯卡尔原理，使身体陷入静态空气床垫的气室内，压缩并挤出空气内体积，致气室内压力足够以垂直的、非梯度的压力支撑起身体的重量。

2. 局部支撑面（用具）

（1）高分子体位垫（图4-2-2）：其具有良好的柔软性、可塑性、组织相容性，能使压力均匀分布于受压部位，同时其导热性较低，可有效保护切口处皮肤，减少局部低体温引起的血液黏稠度增高和组织灌流减少的发生，主要包括凝胶啫喱垫、医用高分子聚氨酯凝胶体位垫等。凝胶啫喱垫材质柔软，对受压部位有一定的减压和按摩作用，可有效减小手术患者卧床时对受压部位的平均压强。医用高分子聚氨酯凝胶体位垫简单易行，环保节约，具有良好的柔软性、支撑性、减震抗压性，与人体有良好的组织相容性，能透过X线，绝缘不导电，清洗消毒便利，符合医院感染与控制要求。

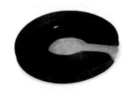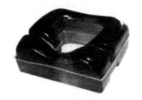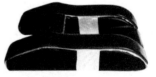

图4-2-2 高分子体位垫

（2）流体体位垫（图4-2-3）：流体体位垫材料外层为聚氨酯防水透气层，内部为软聚硅酮颗粒，具有零压力、零记忆力的特点。在塑形时依旧可以保持形状，能与患者的体位密切贴合，并有效分散局部压力，保护骨隆突处皮肤，最大限度地减轻皮肤和皮下软组织的损伤，其特性与优势是可塑形、高顺应、可固形，不足之处是价格高。

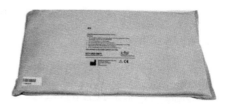

图4-2-3　流体体位垫

（3）气囊垫（图4-2-4）：气囊在充气后较为轻便，可随意挪动位置，在应用时要依据患者情况随时调节压力，气囊主要应用在足跟、膝关节、肩关节等位置。气囊的表面易于清理，但内衬清理较为困难，气圈或皮圈透气性较差，抑制汗液挥发，使得皮肤表面无法保持干燥，易造成压力性损伤。对于这种情况，处理方式是使用医用纱布将气圈、皮圈重复缠绕，使其在有效吸收水分的同时还可保证血液循环。

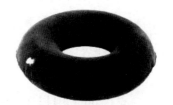

图4-2-4　气囊垫

（4）水垫（图4-2-5）：有塑形强及波动性较好等优点，可以让骨隆突处和床之间的垂直压力及摩擦力很好地分散，可以较好地与皮肤贴合，使压强减小，缓解皮肤的压力。不足之处是支撑稳定性差。

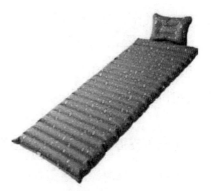

图4-2-5　水垫

（5）海绵垫（图4-2-6）：易制作，较为厚实且有弹性，便于替换，可循环使用，造价低，

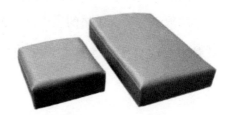

图4-2-6　海绵垫

安全性较好，临床应用较为广泛。其不足之处为透气性差，使用时间过长时体位垫会出现局部凹陷。

（6）记忆海绵体位垫（图4-2-7）：具有表面张力大、柔韧性强的特点，通过应力松弛适应患者的生理曲线，均匀分散接触部位的压力，保护组织和循环的正常压力环境。同时在姿势维持环境中，提供柔和的支撑力，能较持久地保持术中体位稳定。

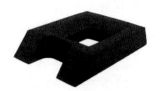

图4-2-7　记忆海绵
体位垫

三、支撑面（用具）的选择及预防措施

减轻术中患者身体持续受压对预防术中压力性损伤的发生至关重要，而支撑用具作为减轻患者持续受压的工具，其对预防压力性损伤的效果显著。根据患者手术方式、手术时间、手术体位等个性化选择用于压力性损伤预防的支撑面（用具），采用合适的手术体位支撑面才可更好地预防压力性损伤的发生。

（一）支撑面（用具）的选择

支撑面选择时需考虑患者因素、环境因素与设备特点等。具体情况详见表4-2-2。建议在术前、术中和术后使用高规格感应或压力可交替变化的支撑面，并进行记录。放置在患者和手术床垫之间的垫子、毯子和加热/冷却垫的数量会干扰床垫的压力再分布。如果在患者和手术床垫之间放置了保温/降温毯，则需考虑更高级别的支撑面来保证压力再分布。

表4-2-2　选择支撑面时应考虑的因素

患者因素	风险因素 皮肤评估 体重、身高和体重指数 年龄 失禁情况	认知能力 活动度 临床情况 舒适度 个人喜好
环境因素	剪切力 摩擦力 压力	湿度 温度
设备特点	耐久性 顺应骨隆突处的能力 允许浸入但无触底感 减压 能够管理皮肤表面微环境 阻隔液体和细菌 阻燃性 重量和宽度的限制	易于使用 易于搬运 易于运输 稳定性 清洁和维护 可得到 成本
供应商因素	资金支持 提供清洁和维护	医疗机构

（二）手术室支撑面相关压力性损伤的预防措施

（1）选择合适的体位管理用具：勿将患者直接置于医疗设备上，需使用相应的减压工具及合适的支撑面，确保不产生触底效应。

（2）保持支撑面平整：①确保患者床单无异物或水分积聚；②摆放手术体位时，操作者动作轻柔，用力一致，减少对患者肢体的拖拉拽，以防止支撑面变形，减少术中压力性损伤的风险；③术中调整患者手术体位后或调整手术床后，再次检查患者体位的受力点有无改变。

（3）使用预防压力性损伤的辅助用品：在手术室压力性损伤高风险患者的体位摆放中，可选择预防压力性损伤的辅助用品。如患者俯卧位时，在颜面部和身体的主要受力点上粘贴防压力性损伤敷料等。

（4）间歇性解除受力点压力并记录：术中在条件允许的情况下可轻抬受压部位，间断性解除局部压力，术后更换与手术体位不一样的卧位并定期观察受压部位，记录患者的手术体位和受压部位情况，避免发生术后再度损伤或损伤加重现象。

（5）定期进行支撑面保养：任何支撑面，都应根据制造商的说明进行使用和保养。建议每年进行安全检查，以确保装置的完好。

（谭淑芳　熊婉芳　李桂兰）

参考文献

［1］魏革，刘苏君，王方.手术室护理学［M］.3版.北京：人民军医出版社，2014：32-34.

［2］中华护理学会手术室护理专业委员会.手术室护理实践指南［M］.北京：人民卫生出版社，2020.

［3］王泠.2014版国际《压疮预防和治疗：临床实践指南》解读［J］.中国护理管理，2016，16（5）：577-580.

［4］PANEL N P U A，PANEL E P U A. Prevention and treatment of pressure ulcers: clinical practice guideline［M］. Washington DC: National Pressure Ulcer Advisory Panel，2009.

［5］霍孝蓉.泛太平洋地区压力性损伤的防治临床实践指南：中文版［M］.南京：东南大学出版社，2014.

［6］黄秋霞，王建宁，汤利萍，等.支撑用具预防压力性损伤的研究现状［J］.护理学杂志，2018，33，（1）：97-100.

［7］瞿小龙，蒋琪霞.减压床垫在压疮预防中的应用研究进展［J］.护理研究，2013，27（29）：3209-3211.

［8］王新凤，程月娥.凝胶果冻垫预防术中患者压疮的效果观察［J］.解放军护理杂志，2012，29（1）：73-74.

［9］曾彦超，易凤琼.啫喱垫在术中预防骶尾部急性压疮的应用观察

［J］.当代护士：中旬刊，2016，23（6）：127-129.

［10］姚典业，郭琴，余华，等.百卫流体垫对预防脊柱俯卧位手术患者压力性损伤的效果研究［J］.当代护士：下旬刊，2021，28（3）：86-88.

［11］高兴莲，余文静，肖瑶，等.手术患者围术期压力性损伤预防及管理最佳证据总结［J］.护理学报，2021，28（6）：22-26.

［12］刘晓黎，王泠，魏彦姝，等.预防成人术中获得性压力性损伤的最佳证据总结［J］.中华护理杂志，2020，55（10）：1564-1570.

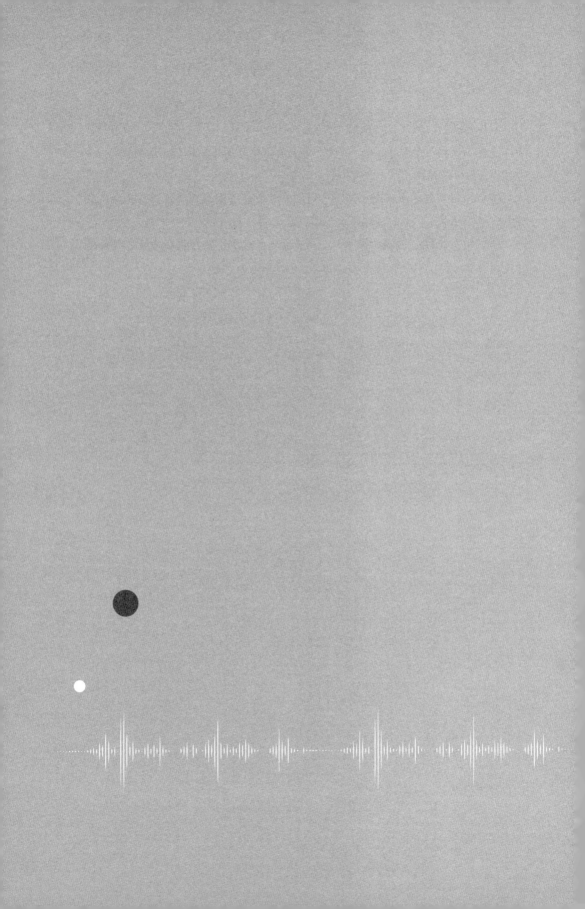

CHAPTER 5

第五章

术中与术后压力性损伤
防护

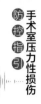

围手术期体温的管理

体温是人体生命五大体征之一，保持体温恒定是保证机体新陈代谢和正常生命活动的必要条件，而体温异常则会引起代谢功能紊乱，影响手术患者的预后。围手术期由于各种原因导致机体核心体温低于36℃的现象称为围手术期低体温。围手术期低体温发生率为7%～90%。术中低体温会增加手术失血量、术后苏醒延迟、交感神经系统激活导致皮肤和皮下组织的血管收缩等，增加患者发生压力性损伤的风险。积极的体温保护措施，可降低患者低体温及后续并发症的发生率。

一、围手术期体温变化的发生机制

（一）围手术期低体温的发生机制

1. 患者因素

（1）心理因素：术中患者因恐惧、紧张、焦虑等情绪波动，促使血液重新分配，影响回心血量和微循环，容易出现低体温，可出现四肢微循环障碍，导致肢体冰冷、湿冷。

（2）饮食因素：患者术前禁食禁饮时间过长，机体储存的能量不足，加之在手术的应激状态下，能量的消耗又会增加，导致低体温形成。

（3）年龄因素：不同的年龄阶段，患者的生理状态也有所不同。婴幼儿时期，患儿体表面积相对较大，且体温调节功能发育不完善，易受外界环境影响，从而发生低体温；青春期患者正值发育旺盛期，体温调定控制不稳定，在应激状态下波动幅度大；老年患者皮下脂肪少，血液循环慢，新陈代谢低，且对温度变化敏感度差，易出现体温偏低。

2. 环境因素

手术室的温度通常在21～25℃，但为避免手术医生出汗污染术野，手术过程中，术间室温会调节至21℃以下，对于半身或全身裸露，禁食禁水6～8 h或更长时间的患者来说无疑是冷环境，会使患者体温进一步降低。

随着无菌技术的发展，越来越多的手术室采用净化空气的层流设备，加速了手术间空气的对流，但同时也加速了患者热量的散失，增强了人体的冷生理效应，外周血管收缩，导致皮肤温度降低。

3. 医疗相关因素

（1）麻醉因素：不同的麻醉方式对患者术中体温有不同的影响机制。①吸入性麻醉。气管插管时，气管直接与外界空气相通，丧失过滤、加温和湿化作用，致使冷而干燥的空气直接进入肺部，带走体内大量热量，导致机体温度下降。②硬膜外麻醉。阻滞区皮肤温度明显升高，而非阻滞区皮肤温度降低，非阻滞区的骨骼肌通过收缩增加产热同时血管收缩，减少散热以保持体温恒定，若合并使用肌松药，可使全身骨骼肌处于松弛状态，消除肌肉收缩产热，导致机体产热减少、体温下降。③麻醉药物可抑制体温调节中枢的功能，干扰机体随环境变化的体液转移反应，扩张血管，可增加散热，降低机体对寒冷环境的适应能力，从而导致体温降低。

（2）消毒、暴露因素：皮肤具有天然的屏障作用，术前使用挥发性消毒液消毒皮肤，可带走体表大量的热量，使体温迅速下降。对于一些开腹、关节置换等大手术过程中充分暴露视野或创口较大的患者，均可因体表暴露面积大而散失热量。同时，术中使用大量的生理盐水等液体冲洗也可造成机体热量的散失。

（3）大量输血、输液：术中输入大量低温液体、血液，增加机体热量的消耗，可使体温迅速降低。库存血大多为低温保存，比人的基础体温要低很多，部分手术由于情况紧急，输注的血液、液体无法快速复温，低于常温的液体大量输入患者体内，以致患者出现寒战、发冷等低体温症状。

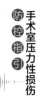

所以低体温也是大量快速输血、输注低温液体的常见并发症之一。

（二）围手术期体温过高的发生机制

恶性高热是目前所知唯一由常规麻醉药引起的围手术期发热的原因，患者平时无异常表现，吸入强效全身麻醉药及使用去极化肌松药琥珀胆碱后诱发骨骼肌强直性收缩，产生大量能量，在没有特异性治疗药物的情况下，可出现难以控制的体温快速升高，迅速造成严重的内环境紊乱和器官功能障碍，最终可能导致患者死亡。

二、围手术期体温对手术室压力性损伤的影响

（一）体温过低的影响

1. 低体温对手术创面愈合的影响

围手术期轻度低体温即可损害机体免疫功能，抑制中性粒细胞的氧化杀伤作用，减少多核白细胞向感染部位的移动。术中患者身体暴露，输注低温液体、库存血或使用大量冲洗液冲洗体腔等各种原因引起患者术中低体温，导致末梢循环功能减退，血流缓慢，受压局部血供减少，也易引起局部组织缺血缺氧，增加手术室压力性损伤发生的风险。

2. 低体温对机体凝血机制的影响

体核温度下降2℃，就能损害患者凝血功能，使出血倾向增加。手术期间发生低体温可使血小板功能降低，凝血功能受损，降低凝血酶原活性，血液黏滞度增加，激活纤溶系统，严重的低体温可致弥散性血管内凝血，局部受压皮肤的血运会受到严重影响，从而增加手术室压力性损伤的发生概率。

3. 低体温对机体循环系统的影响

低体温可抑制心肌收缩力，使心排血量降低，可导致血液中儿茶酚胺水平升高，血管收缩，外周阻力增加、血液黏稠度升高，增加心脏做功，

可能导致心肌缺血和心律失常。如果体温低于正常值的30%，则可出现室性期前收缩、室性心动过速甚至室颤，均可导致患者机体出现缺氧及血运障碍，大大增加了压力性损伤的发生概率。

4. 低体温对患者术后苏醒时间的影响

当患者出现低体温时，机体内儿茶酚胺产生减少，使机体对外界刺激的应激反应减弱，从而相对延长清醒和拔管时间，且肝功能受到抑制，肝脏代谢率降低，使肌松药和静脉麻醉药的作用时间延长，患者相应的卧床制动时间延长，增加了骨隆突部位发生压力性损伤的概率。

（二）体温过高的影响

体温过高时，组织持续受压导致缺血、缺氧和营养物质供应不足，合并体温升高引起的高代谢需求，会大大增加压力性损伤的易感性。体温每升高1℃，组织代谢需氧量增加10%。局部耗氧增加，皮肤负氮平衡被打破，同时，发热时体表潮湿度增加，致使发生压力性损伤的概率增加。

三、围手术期体温管理的护理预防措施

（一）低体温的护理预防措施

1. 加强术前心理疏导

以患者为中心，注重手术患者生理、心理和社会方面的需求，协助患者解决问题并顺利、安全地度过手术期是每位手术室护士的职责。

手术室护士应加强患者术前心理疏导，认真做好术前访视，对患者基础情况、皮肤状况、疾病状况及手术类型等进行综合评估。访视时与患者和家属面对面交流，可消除患者对手术室环境和工作人员的陌生感，以图文并茂的访视卡，介绍麻醉时需要患者配合的体位，提前告知患者术中需要摆放的手术体位，可缓解患者焦虑、紧张等不良情绪，有助于预防围手术期低体温的发生，预防术中因精神因素导致的对冷刺激阈值的下降。

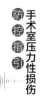
2. 合理调控手术室室温，注意保暖

在手术患者进入手术室前30 min将手术室的温度控制在22～25℃，湿度保持在40%～60%，麻醉复苏前，将室温再次调高，促进患者的复苏。对于特殊患者，如婴幼儿及老年人，可适当调高室温。在接送患者途中，根据季节温度变化选择合适的被褥，注意保暖，不要暴露过多。由于躯体暴露热量容易散失，而且体表温度比中心温度下降速度更快，因此实施麻醉及手术前应尽量减少身体暴露面积，注意肢体保暖。可采用加温毯保暖，用保暖性能好的棉被或手术巾遮盖实施手术的部位。

3. 对手术液体进行预加热

可根据液体特性及需求，采用液体加温仪预加热术中输入的液体和血制品后再输注，可预防体温骤降；在使用冲洗液过程中可借助恒温设备保持其温度在40℃左右。

4. 术中密切监测体温

术中密切监测患者的生命体征，一旦发现低体温，应及时报告，分析原因并做相应处理，保证患者体温维持在36℃以上，同时，在病情及术式允许的情况下观察患者受压部位的皮肤状况，预防手术室压力性损伤的发生。

5. 加强对手术团队成员关于低体温知识的培训和考核

通过对低体温定义、诱发因素、发生机制、危害、监测方法、预防措施等相关知识的培训与考核，加强手术团队成员对术中低体温的防护意识，确保正确、安全地使用保温工具，做好患者围手术期的体温管理与低体温的预防。

（二）体温过高的护理预防措施

体温过高首选物理降温，以全身物理降温为主：①手术室室温应控制在21～25℃。②头置冰帽或冰枕，全身放置冰袋，有条件者可使用降温毯。③以酒精擦浴全身。④放置胃管，以冰盐水灌洗。⑤降低静脉输入液体的温度。⑥必要时可以体外循环降温。人体温度每下降1℃，耗氧量与血流量均下降6.7%，能预防或减轻再灌注，减少机体相关的DNA损伤、脂质过氧化、白三烯及一氧化氮的产生，使机体对内外环境的刺激降低，能改善发热时机体组织缺血缺氧状况，从而减少压力性损伤的发生。适当的低温处理可起到保护作用，皮温降低5℃的效果，相当于骶尾部皮肤从承受的最大压力，减少到最小压力。在低温条件下，机体产生的自由基明显减少，可减轻组织的缺血缺氧症状，降低压力性损伤的发生概率。

综上所述，加强围手术期体温的管理是手术室压力性损伤防控的重要环节之一。手术团队成员关注围手术期患者体温管理，有效预防低体温，防止围手术期压力性损伤的发生，不仅是提高手术室护理质量的重要目标，也是外科加速康复的重要环节。维持患者围手术期正常体温是手术团队成员的共同目标，需要手术团队成员互相协作，对手术患者体温进行全程、动态、有效的监测，及时观察手术患者的体温变化，并进行全面评估，早发现、早处理，是防止低体温、高体温和手术室压力性损伤等不良事件发生的有效措施。

（马艳霞　马莉　陈璐）

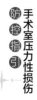
科间交接与延续护理

手术患者要经历病房、手术室、麻醉恢复室、病房的多次转运交接，交接稍有疏忽就可能导致病情或其他内容交接遗漏，从而发生护理问题。因此，做好手术患者的延续护理尤为重要。手术患者延续护理是指在围手术期，在手术患者从病房、手术室、麻醉恢复室转运过程中对其病情及皮肤进行无缝隙的交接护理，使护理服务不断延伸，通过临床多学科联合，建立手术室与病房之间的有效沟通机制，形成动态链式管理模式，从而有效防止和降低手术室压力性损伤发生风险。

一、术前交接

（1）术日将手术患者转运至手术室术前准备间时，由准备间护士与转运人员共同核对、确认患者信息并进行交接，核查交接单上各项内容，查看患者手术受压部位皮肤情况，如发现与交接单内容不一致，需与转运人员当面确认、记录并签名。入手术间时，再由准备间护士与巡回护士详细交接皮肤情况。

（2）对于急、危、重症患者，由护送患者的病房经管医师和责任护士与手术室麻醉医师和护士当面交接患者病情及受压处皮肤情况，逐项填写交接单后签名确认。

二、术后交接

根据周楠等报道，18.9%～31.0%的患者术后立即出现皮肤压红，其中30%～50%会发展成为压力性损伤。因此，术后巡回护士除了交接患者病情外，还应交接患者皮肤情况，使麻醉恢复室护士和病房护士知晓患者手术时长、术中体位、皮肤受压部位、术中失血、术中皮肤护理情况，针对潜在或已发生的护理问题，及时实施压力性损伤防护干预，使患者压力性损伤护理得到延续，有效地预防和减少手术室压力性损伤后再损伤的发生。

（一）术后恢复室交接

（1）交接患者术中病情与受压皮肤情况。巡回护士与麻醉恢复室护士交接患者病情，逐项核对交接单（如表5-2-1）上的各项内容，查看患者皮肤情况，交代手术时间、术中受压部位皮肤情况。

（2）使用合适的预防压力性损伤的辅助用品，确保床单位无皱褶，无潮湿，头下垫减压垫，骶尾部涂抹液体敷料并垫防压力性损伤体位垫，脚踝处垫软垫。

（3）间接解除压力。术后体位无特殊要求的患者，护理人员每小时协助患者翻身1次，采用翻身枕交替左侧或右侧10°～15°，使骶尾受压部位抬离床面以解除局部压力，促进受压局部血液循环，同时做好患者保暖工作，给予加温毯、升高室温等措施，防止发生术后低体温，增强患者皮肤的抵抗力。对于特殊手术的患者，如脊柱、颈椎、骨盆手术后患者，严格按医嘱进行轴线翻身。

（4）防止器械性压力性损伤。检查患者心电监测的导线及各种管道有无压在肢体下，撕除气管导管胶布、眼贴时动作轻柔，秋冬干燥季节需特别注意。血压计袖带内衬软布，避免袖带直接与皮肤接触。

（5）对已发生压力性损伤的患者，详细记录压力性损伤的面积，压之褪色情况，并登记于压力性损伤发生收集表上，建议拍照上传留存，由专人负责收集照片，针对已发生的2期压力性损伤案例，手术室压力性损伤防控小组每月进行原因分析、整改，并持续改进。

（二）术后病房或监护室交接

（1）复苏后，麻醉恢复室护士与病房或监护室护士交接患者病情，逐项核对交接单上的各项内容，查看患者皮肤受压情况，若与手术室交接情况不一致，补充记录压力性损伤的面积，压之褪色情况，并告知病房当班责任护士做好皮肤压力性损伤护理，每班交接。

（2）若患者在麻醉恢复室发生新的压力性损伤，由恢复室责任护士进行跟踪；如发生2期压力性损伤，由恢复室护士进行原因分析，持续质量改进。

三、术后随访

手术室护士对手术后患者进行随访、记录，对已发生皮肤压力性损伤的患者需进行持续跟踪，并协助病房进行伤口护理，至患者皮肤异常情况消失或患者出院时结束。在随访过程中发现问题，如漏填皮肤评估单、皮肤持续破溃等不良现象，回访人员须将问题上报手术室压力性损伤防控小组负责人，负责人组织医护人员协同科室进行处理，科室每月进行质量讲评，分析发生皮肤压力性损伤的原因，针对出现的问题进行持续质量改进。

表5-2-1　某三甲医院手术患者皮肤交接单

科室＿＿＿＿　床号＿＿＿＿　姓名＿＿＿＿　性别＿＿＿＿　年龄＿＿＿＿　住院号＿＿＿＿　体重＿＿＿＿kg　手术日期＿＿＿＿

术前病房评估			手术室评估					恢复室评估			回病房评估			回访跟踪	
离开病房时间	术前皮肤情况	病房护士	手术名称	手术体位	手术时长	术后皮肤情况	巡回护士	入出时间	皮肤情况及措施	恢复室护士	回病房时间	皮肤情况及措施	病房护士	皮肤情况及措施	回访护士

填表说明：

（1）皮肤位置

①额头　②颅骨　③肘部　④耳部　⑤肩峰　⑥肩胛部　⑦枕骨粗隆　⑧肋骨　⑨脊椎体隆突处　⑩胸部　⑪会阴　⑫髋部　⑬骶尾部　⑭骶嵴　⑮膝关节前侧　⑯膝关节　⑰踝关节　⑱足跟　⑲其他（标明位置）

（2）皮肤情况

①良好　②压红　③水疱　④破溃　⑤坏死　⑥结痂　⑦疖肿　⑧感染　⑨缺损　⑩水肿　⑪其他（注明）

（3）手术体位（左A、右B）

①平卧位　②俯卧位　③侧卧位　④半坐卧位　⑤截石位　⑥其他

（何敏　夏琼）

参考文献

［1］SESSLER D I. Mild perioperative hypothermia［J］. N Engl J Med, 1997, 336（24）: 1730-1737.

［2］SLOTMAN G J, JED E H, BURCHARD K W. Adverse effects of hypo-thermia in postoperative patients［J］.Am J Surg, 1985, 149: 495-501.

［3］SCHMIED H, KURZ A, SESSLER D I, et al. Mild hypothermia increases blood loss and transfusion requirements during total hip arthroplasty［J］. Lancet, 1996, 347（8997）: 289-292.

［4］高兴莲, 余文静, 肖瑶, 等.手术患者围术期压力性损伤预防及管理最佳证据总结［J］.护理学报, 2021, 28（6）: 22-26.

［5］王玉龙.小儿手术患者发生压疮的危险因素及护理对策分析［J］.皮肤病与性病, 2021, 43（2）: 285-286.

［6］李玉梅, 张宏晨, 陈晓东, 等.围术期低体温风险预测模型的研究进展［J］.护理研究, 2021, 35（17）: 3107-3110.

［7］张诗怡, 赵体玉, 乐霄, 等.微环境与压力性损伤关系的研究进展［J］.中华护理杂志, 2017, 52（8）: 1001-1006.

［8］易春霞, 宋媛媛.影响高热患者压力性损伤的因素［J］.世界最新医学信息文摘, 2018, 18（77）: 49-50.

［9］李秋兰.护理人员主导的围手术期体温监测与管理［J］.中国医药指南, 2021, 19（35）: 193-194, 197.

［10］赵洪莉, 迟俊涛.二级医院手术室护士围术期低体温防治现状的质性研究［J］.菏泽医学专科学校学报, 2021, 33（4）: 43-45.

［11］张洪涛, 张莉华, 邓仁丽.降温对发热重症患者压疮发生影响的研究现状［J］.黑龙江中医药, 2020, 49（2）: 95-96.

［12］张穗, 张敏, 聂雷霞, 等.手术患者交接单在围术期安全管理中的应用［J］.解放军医院管理杂志, 2014, 21（5）: 418-419, 444.

［13］周楠, 黄绿香.我国手术中压疮护理研究进展［J］.护理学杂志, 2011, 26（12）: 95-97.

［14］刘晓黎, 王泠, 魏彦姝, 等.预防成人术中获得性压力性损伤的最佳证据总结［J］.中华护理杂志, 2020, 55（10）: 1564-1570.

［15］孙晓敏, 姚英, 汪虹, 等.手术患者压疮风险预控系统的建立与应用研究［J］.护士进修杂志, 2018, 33（2）: 108-111.

CHAPTER 6

第六章

手术室压力性损伤
集束化管理

第一节
手术室压力性损伤防控小组的管理

手术室应成立手术室压力性损伤防控小组，明确压力性损伤防控小组职责与分工，建立评估上报、分级护理、护理会诊等流程和制度，从护士防控认知培训、全流程监控、质量改进等方面进行全方位防控，科学、客观、有效防控压力性损伤，使压力性损伤高风险患者得到更专业、更细致的全程照护，有效降低压力性损伤发生率。

一、手术室压力性损伤防控小组职责

（一）护士培训

护士培训分为小组培训与科室护士层级培训。小组培训指通过参加医院内外专科学习班和学术交流会议，学习新理念、新技术，统一思想，更新观念，不断提升专业化发展能力与水平。科室护士层级培训以各层级专业能力为导向，学习及掌握压力性损伤分期、危险因素、风险评估、呈报制度、干预措施及质控标准等，及时收集、传达、培训国内外有关压力性损伤护理的新知识、新技术信息，提高全员对压力性损伤防控与管理的认知和护理水平。

（二）流程监测

手术室压力性损伤防控小组负责监控手术患者术前、术中、术后风险评估与干预，持续监测可及时发现压力性损伤指标异动情况，对手术室压力性损伤进行持续监测和数据分析则可找到问题的根本原因并进行改进。

手术室压力性损伤防控小组术前负责筛选手术患者压力性损伤高风险人群，监测巡回护士评估与呈报质量；术日重点检查压力性损伤高风险人群原始体位摆放与术中护理；术后检查手术患者皮肤情况，对发生皮肤问题的患者进行跟踪；每周小结，每月组织讲评。

（三）防控指导

手术室压力性损伤防控小组负责手术患者压力性损伤风险干预指导；新护士单独担任巡回护士时，对其进行全流程跟班指导，包括评估、呈报、干预措施的制订与落实等，综合考评其压力性损伤防控能力，及时纠正并给予指导意见；对压力性损伤极高风险患者、疑难体位手术患者开展护理会诊，必要时，邀请医护患三方开展体位摆放与护理会诊，制订最佳体位摆放及护理策略，旨在提升护理人员在评估和处理压力性损伤风险因素问题上的专科护理知识水平及专科护理，降低压力性损伤发生率。

（四）质量改进

通过质控结果反馈护理质量，积极分析质控数据中存在的护理问题，组织小组成员讨论分析，制订护理措施，跟踪评价效果。然后转入新的循环，持续修正、完善术中压力性损伤防护措施，形成持续性质量改进管理模式。

二、手术室压力性损伤防控小组人员分工

成立一个以手术室护士长为组长，医院伤口小组为指导的手术室压力性损伤防控小组，由手术室主管护师以上职称人员担任副组长，6~10名护理综合素质、专业能力、理论知识掌握较好的护理骨干分别任组员、联络员的团队（表6-1-1）。结合组织授权和心理授权，明确小组成员的责任范围，让组员肯定自我效能，提升护理质量。

表6-1-1　手术室压力性损伤防控小组人员分工

职务	工作内容
组长	负责手术室压力性损伤防控小组工作运行，负责压力性损伤防控质量监控、分析、改进，组织临床疑难问题护理会诊、体位预摆等；每月定期召开小组会议，及时收集工作中存在的问题；组织召开全科压力性损伤防控质量讲评会
副组长	由专科护士担任，负责科室护士相关知识与操作技能的培训、指导与考核，检查巡回护士风险评估与预防措施的落实情况，及时反馈检查中发现的问题
联络员	负责科间联络；按时参加院内组织的压力性损伤联络员会议，传达新理念、新技术、新制度，与病房反馈；收集患者交接、延续护理等流程存在的护理问题
组员	对压力性损伤高风险手术患者进行术前筛查，收集、分析患者术后皮肤情况记录表

（刘勤俭　汪琳玮）

第二节

手术室压力性损伤知识培训

一、N0、N1级护士培训

（一）培训对象

N0、N1级：工作1～3年的护士或低年资护师。

（二）护士入科个体评估

根据护士核心能力的要求，结合护士个体评估、岗位与层级需求，制订相应的教学计划。

（三）培训计划

1. 培训总目标

（1）能掌握压力性损伤的定义、分期和处理原则。

（2）能简单运用护理基本知识、基本技能，有效预防手术室压力性损伤的形成。

（3）能掌握常见手术体位的重点保护部位和摆放要点。

（4）能独立识别导致手术患者发生压力性损伤的高危因素。

2. 教学目标（表6-2-1）

表6-2-1　N0、N1级护士手术室压力性损伤培训教学目标

知识目标	技能目标	情感目标
（1）能掌握压力性损伤的定义、分期和处理原则。 （2）能掌握手术室压力性损伤发生的因素。 （3）能够在手术过程中识别手术患者发生压力性损伤的高危因素。 （4）运用评判性思维，利用可及资源，尽力解决患者的问题	（1）采集病史，对患者做系统评估，根据主、客观资料做出护理问题判断。 （2）严格按规章制度和操作规程进行操作。 （3）掌握手术室压力性损伤发生的因素和体位摆放要点。 （4）能根据"手术患者压力性损伤危险评估表"对患者进行评估。 （5）根据要求正确摆放体位，采取相应的保护措施	（1）具有积极的态度：能与他人进行专业或非专业的交流、对话，融入医院团队文化。 （2）自我管理：保持积极的态度，具有自我学习的动机及能力，能够在学习、工作中反思。 （3）礼貌待人，仔细倾听，具备一定的交流技巧。 （4）护理过程中与患者及其家属保持良好的沟通

3. 培训内容（表6-2-2）

表6-2-2　N0、N1级护士手术室压力性损伤培训内容

核心才能	教学目标	教学内容	重点/难点	讲授人	实施方法	评价方法
专业基础能力	（1）能掌握压力性损伤的定义、分期、各期的护理及处理原则，正确率≥80%。 （2）能掌握手术室压力性损伤的发生因素、手术室压力性损伤的预防，正确率≥80%	（1）压力性损伤的定义和分期。	重点	教学组长	集体授课	问卷考核
		（2）压力性损伤各期的护理及处理原则。	难点	压力性损伤组长	集体授课	提问
		（3）手术室压力性损伤的预防和手术室体位垫的应用。	重点	教育护士	自学法	理论考核

（续表）

核心才能	教学目标	教学内容	重点/难点	讲授人	实施方法	评价方法
专科技能	（1）能够运用"手术患者压力性损伤危险评估表"对手术患者进行评估，正确率≥80%。（2）能够根据要求正确安置体位，采取相应的保护措施。（3）能够在术后完整地填写压力性损伤风险评估汇总表	（1）常见手术体位的重点保护部位和摆放要点。（2）"手术患者压力性损伤危险评估表"的填写	难点	护士长	演示法	操作考核
			重点	造口伤口组长	集体授课	临床直接观察

（四）组织实施

1. 授课方式

本阶段是对新护士及低年资护士岗位胜任力的进一步培训，主要采用集体授课、自学法、演示法等进行教学。

2. 培训时间

临床实践过程中，每月进行4次集中教学活动，每次间隔1周。

3. 培训要求

必须参加每次教学活动，完成后书写反思日志。

（五）教学评价

评价方式可采用提问、问卷考核、理论考核、操作考核、现场评价、临床直接观察等。

1. 培训评价

（1）培训结束后，进行考核（表6-2-3）。

表6-2-3　N0、N1级护士手术室压力性损伤培训评价

评价项目及分值	评价标准	评价部门	得分
课程理论考核成绩（30分）		科室	
技能考核成绩（30分）		科室	
心得体会完成情况（20分）		科室	
工作态度和工作职责完成情况（20分）		科室	
总得分：	护士长签名：		

（2）每年教学活动结束后由护士长/教育护士填写教学评价表，对具体教学活动作出全方位评价。

2. 目标评价

（1）压力性损伤专科技能考核：每月1次，成绩≥80分者即为合格。

（2）反思日志：每年完成2篇反思日志，由教育护士进行评定。

（3）个案要求：每年完成2篇手术室压力性损伤护理个案，由导师进行评定。

（4）床边综合能力考核：每季度完成1例，成绩由科室护士长（或组长）、科室高级责任护士和导师共同评定。

3. 其他方面的影响评价

（1）质量检查：每月分析手术室压力性损伤质量检查的结果，并据此调整和改进教育计划。

（2）患者满意度：通过患者满意度问卷调查，了解患者对护理人员工作的感受和建议，并进行持续性质量改进。

二、N2级护士培训

（一）培训对象

N2级：工作3～5年内的护士，工作年限≤3年的护师。

（二）护士教育需求评估

根据护士核心能力的要求，结合护士个体评估、岗位与层级需求，制订相应的教学计划。

（三）培训计划

1. 培训总目标

（1）能够掌握手术室压力性损伤的分期和处理原则。

（2）能够掌握手术室压力性损伤发生的因素。

（3）能够掌握常见手术体位的重点保护部位和摆放要点。

（4）能够运用"手术患者压力性损伤危险评估表"对手术患者进行术前评估。

2. 教学目标（表6-2-4）

表6-2-4　N2级护士手术室压力性损伤培训教学目标

知识目标	技能目标	情感目标
（1）在较少的监督下完成手术患者压力性损伤的预防和护理。 （2）遵守医院及部门规章制度和操作规程，严格按照护理标准，应用护理程序为患者提供持续的整体护理。	（1）采集病史，对患者做系统评估，根据主、客观资料做出护理问题判断。 （2）严格按规章制度和操作规程操作，正确摆放手术患者体位。	（1）具有积极的态度，能与患者、家属、其他人员进行专业的交流、对话，融入医院团队文化。 （2）自我管理，保持积极的态度，能加强护理队伍的团队精神。

（续表）

知识目标	技能目标	情感目标
（3）术后能够详细填写压力性损伤风险评估汇总表、完成压力性损伤护理文书	（3）能够识别手术患者压力性损伤的危险因素并做好预防措施。 （4）能够熟练运用"手术患者压力性损伤危险评估表"在术前对手术患者进行评估。 （5）能够进行有关压力性损伤表格的填写	（3）礼貌待人，仔细倾听，具备一定的交流技巧。 （4）护理过程中与患者及其家属保持良好的沟通

3. 培训内容（表6-2-5）

表6-2-5　N2级护士手术室压力性损伤培训内容

核心才能	教学目标	教学内容	重点/难点	讲授人	实施方法	评价方法
专业基础能力	（1）能描述压力性损伤的定义、分期、各期的护理及处理原则，正确率≥85%。 （2）能描述手术室压力性损伤的发生因素、手术室压力性损伤的预防，正确率≥85%	（1）手术室压力性损伤的定义、压力性损伤发生的因素以及预防。 （2）"手术患者压力性损伤危险评估表"	重点	教学组长	自学法	理论考核
			难点	造口伤口组组长	线上教学	临床直接观察

（续表）

核心才能	教学目标	教学内容	重点/难点	讲授人	实施方法	评价方法
专科技能	（1）能够完成手术患者体位的摆放和压力性损伤的预防，正确率≥90%。（2）能指导护士正确运用"手术患者压力性损伤危险评估表"，正确率≥90%	（1）手术体位摆放，压力性损伤的预防方法。（2）压力性损伤护理文书的书写。（3）指导护士正确运用"手术患者压力性损伤危险评估表"	难点	护士长	技能操作室和临床模拟实践示范	操作考核
			重点	教育护士	床边临床带教	临床直接观察
			重点	教育护士	演示法	操作考核

（四）组织实施

1. 授课方式

采用集体授课、技能操作室和临床模拟实践示范、自学法、床边临床带教等方式进行。

2. 培训时间

临床实践过程中，每月进行1次集中教学活动。

3. 培训要求

必须参加每次教学活动，完成后书写反思日志。

（五）教学评价

评价方式可采用提问、问卷考核、理论考核、操作考核、现场评价、临床直接观察等。

1. 培训评价

（1）每次教学活动结束后由护士长/教育护士填写教学评价表，对具体教学活动作出全方位评价。

143

（2）每次教学活动结束后，由调查护士对此次教学活动进行评价（表6-2-6），作为以后改进教学活动的依据。

表6-2-6　N2级护士手术室压力性损伤培训评价

评价项目及分值	评价标准	评价部门	得分
课程理论考核成绩（30分）		科室	
技能考核成绩（50分）		科室	
工作态度和工作职责完成情况（20分）		科室	
总得分：	护士长签名：		

2. 目标评价

（1）基础技能考核：每月1次，成绩≥85分者即为合格。

（2）压力性损伤专科技能考核：每月1次，成绩≥90分者即为合格。

（3）反思日志：每年完成2篇反思日志，由教育护士进行评定。

（4）个案要求：每年完成2篇手术室压力性损伤护理个案，由带教老师进行评定。

3. 其他方面的影响评价

（1）质量检查：科室每季度分析手术室压力性损伤质量检查的结果，并据此调整和改进教育计划。

（2）患者满意度：通过患者满意度问卷调查，了解患者对护理人员工作的感受和建议，并进行持续性质量改进。

三、N3级护士培训

（一）培训对象

N3级：工作5年以上的护士，工作年限≥5年的护师，工作年限≤3年的主管护师。

（二）护士教育需求评估

根据护士核心能力的要求，结合护士个体评估、岗位与层级需求，制订相应的教学计划。

（三）培训计划

1. 培训总目标

（1）有能力胜任已工作3～5年护士所要求的工作职责。

（2）完成床边带教压力性损伤知识培训。

（3）如期完成分阶段压力性损伤培训计划并通过考核，掌握本科室专科压力性损伤理论知识，成为骨干护士。

2. 教学目标（表6-2-7）

表6-2-7 N3级护士手术室压力性损伤培训教学目标

知识目标	技能目标	情感目标
（1）自觉遵守医院及科室规章制度和操作规程。（2）能运用手术室压力性损伤临床护理操作，严格按照护理标准，熟练应用护理程序为患者提供持续的、优质安全的压力性损伤护理服务。（3）能够列出手术室压力性损伤管理质量指标。（4）完成临床教学活动	（1）采集病史，对患者做系统评估，根据主、客观资料做出护理问题判断。（2）严格按规章制度和操作规程操作，为患者合理放置体位。（3）在术中能够识别压力性损伤的危险因素并采取措施预防压力性损伤的发生。（4）客观记录病情，及时、准确地反映病情变化及治疗、护理要点。	（1）具有积极的态度，能与他人进行专业或非专业的交流、对话，融入医院团队文化。（2）能够自我管理，保持积极的态度，具有自我学习的动机及能力，在学习、工作中反思。（3）在工作中体现专科职业价值观和整体护理观念，采取一体化护理模式。

（续表）

知识目标	技能目标	情感目标
	（5）掌握本科室常见的手术体位以及易受损部位，发现问题及时报告。 （6）参与特殊压力性损伤护理病例讨论，参与护理查房，完成压力性损伤个案护理记录的撰写	（4）应用丰富的临床经验和专科知识技能、良好的沟通技巧为患者提供专科的健康指导

3. 培训内容（表6-2-8）

表6-2-8　N3级护士手术室压力性损伤培训内容

核心才能	教学目标	教学内容	重点/难点	讲授人	实施方法	评价方法
专业基础能力	（1）能描述压力性损伤的定义、压力性损伤的分期以及护理措施，正确率≥90%。 （2）参与制订手术室压力性损伤的防护流程。 （3）能独立完成手术室压力性损伤患者的评估并书写压力性损伤记录单，正确率≥90%	（1）压力性损伤的定义、分期及处理措施。 （2）岗位职责，手术患者压力性损伤的评估方法及压力性损伤相关护理记录的书写规范	重点	教学组长	自学法	理论考试
			重点	造口伤口组长	演示法	提问

（续表）

核心才能	教学目标	教学内容	重点/难点	讲授人	实施方法	评价方法
专科技能	（1）能合理放置手术患者体位，合理使用压力性损伤防护用具。（2）能指导下级护士完成手术患者体位的摆放以及护理，正确率≥90%。（3）协助高级责任护士进行压力性损伤质量改进工作	（1）正确的体位摆放及受压部位皮肤的保护方法。（2）压力性损伤相关防护用具的使用方法。（3）如何指导下级护士完成手术患者体位的摆放以及保护受压部位的皮肤	难点	教育护士	线上教学	操作考核
			难点	造口伤口组组长	线上教学	临床直接观察
			重点	护士长	演示法	操作考核

（四）组织实施

1. 培训方式

本阶段培训主要包括床边带教培训项目，以同事间经验交流等方式进行。

2. 培训要求

（1）通过书写压力性损伤个案分析，提高手术室压力性损伤的综合处理能力。每季度完成1篇个案分析。

（2）必须参加每次教学活动，完成后写反思日志。

（3）参加各种委员会，如伤口小组、患者健康教育管理、同事之间的支持或交流委员会等，发展自己的兴趣、特长，成为在科室中这一领域的咨询者和引领人。

（五）教学评价

1. 培训评价

（1）每次教学活动结束后由护士长/教育护士填写教学评价表，对具体教学活动作出全方位评价。

（2）每次教学活动结束后，由调查护士对此次教学活动的评价（表6-2-9），作为以后改进教学活动的依据。

表6-2-9　N3级护士手术室压力性损伤培训评价

评价项目及分值	评价标准	评价部门	得分
参加护理部、科内培训出勤率达90%（20分）		科室	
课程理论考核成绩（30分）		科室	
技能考核成绩（30分）		科室	
工作态度和工作职责完成情况（20分）		科室	
总得分：		护士长签名：	

2. 目标评价

（1）基础技能考核：每半年1次，成绩≥90分者即为合格。

（2）专科技能考核：每半年1次，成绩≥90分者即为合格。

（3）反思日志：每年完成1篇反思日志，由教育护士进行评定。

（4）个案要求：每年完成2篇手术室压力性损伤护理个案，由带教老师进行评定。

3. 其他方面的影响评价

（1）质量检查：每季度分析手术室压力性损伤质量检查的结果，并据此调整和改进教育计划。

（2）带教满意度调查：通过带教满意度问卷调查结果，进行持续性质量改进。

四、N4、N5级护士培训

（一）培训对象

N4级：工作时间≥3年的主管护师或副主任护师；N5级：主任护师。

（二）护士教育需求评估

根据护士核心能力的要求，结合护士个体评估、岗位与层级需求，制订相应的教学计划。

（三）培训计划

1. 培训总目标

（1）成为科室专业骨干，为其他临床护士提供咨询。

（2）协助护士长和教育护士做好手术室压力性损伤健康教育水平培训，做好科室的压力性损伤管理、教学和科研工作。

（3）能胜任N4、N5级护士所要求的工作职责。

2. 教学目标（表6-2-10）

表6-2-10 N4、N5级护士手术室压力性损伤培训教学目标

知识目标	技能目标	情感目标
（1）全面掌握手术室压力性损伤理论及手术临床护理操作，在临床工作中不断提高技能。（2）如期完成压力性损伤分阶段培训计划并通过考核，并评价下级护士实施手术室压力性损伤护理措施的有效性。	（1）评价患者对所实施手术室压力性损伤护理的效果，指导并督促护理目标的达成。（2）参与手术室压力性损伤护理常规和操作规程的修订。	（1）具有积极的态度，善于发现患者和家属的需求，并尽力帮助解决。（2）能够自我管理，保持积极的态度，能促进护理队伍团队精神的培养。

（续表）

知识目标	技能目标	情感目标
（3）参与并主持科室讨论和部门的压力性损伤质量改进工作，能为科室发展提出建设性的意见和建议	（3）有预见性地进行手术室压力性损伤并发症的观察和宣教。 （4）参与压力性损伤疑难护理病例讨论，完成科研论文与专利的撰写	（3）应用丰富的临床经验和专科知识技能，良好的沟通技巧为患者提供专业的健康指导

3. 培训内容（表6-2-11）

表6-2-11　N4、N5级手术室压力性损伤培训内容

核心才能	教学目标	教学内容	重点/难点	讲授人	实施方法	评价方法
专业基础能力	（1）能分析手术患者体位摆放的合理性和预防压力性损伤措施的有效性，参与改进并督促落实，完整率≥90%。 （2）能检查、督促、指导下级护士完成手术室压力性损伤质量评价及工作流程，正确率≥90%。 （3）能掌握手术室压力性损伤书写规范、管理规范、常见存在问题，并运用相关处理原则的知识，能检查、指导、修改下级护士压力性损伤的护理记录，正确率≥90%。	（1）护理工作质量标准。	重点	—	自学	直接观察
		（2）手术室压力性损伤质量管理监控的相关知识。	难点	—	自学	提问
		（3）手术患者手术室压力性损伤的临床表现、护理评估、主要护理措施等，医院资源的调节和应用原则及需要科内或其他部门援助的沟通程序与技巧等相关知识。	重点	—	自学	提问
		（4）沟通技巧、协调处理的相关知识。	难点	护士长	讲授法	提问

（续表）

核心才能	教学目标	教学内容	重点/难点	讲授人	实施方法	评价方法
专业基础能力	（4）能指导护士使用各种预防手术室压力性损伤的护理措施，正确率≥90%	（5）护理病历管理方法、手术室压力性损伤书写规范、管理规范、常见问题及处理原则	重点	护士长	线上教学	直接观察
专科技能	（1）能指导下级护士正确合理摆放手术体位，评估护理操作的质量，正确率≥90%。（2）完善和优化预防压力性损伤流程和措施，正确率≥95%。（3）能解释患者常见的手术体位和易受损体位，并能采取正确的预防措施，正确率≥90%	（1）手术患者常见体位（如卧位、截石位、仰卧位）的压力性损伤预防处理措施的相关知识。	重点	教育护士	个案分析	操作考核
		（2）开展手术患者预防压力性损伤的健康教育指导的方法。	难点	造口伤口组组长	临床带教	临床直接观察
		（3）识记教学目的，正确实施教学技巧与方法的相关知识	难点	护士长	集中讲授	提问

（四）组织实施

1. 培训方式

本阶段是护士专业化发展阶段，不同专业护士的发展具有不同的个体特征，因此本阶段主要偏重知识与综合技能的实际应用。

2. 培训要求

（1）通过参与各种委员会，甚至在委员会担任核心成员的方式发展专业特长。

（2）对新任或拟任的不同角色进行专业化培训。

（3）通过学术交流、参加学术会议、发表论文、主持持续质量改进会议等方式提升综合能力。

（五）教学评价

1. 培训评价（表6-2-12）

表6-2-12 N4、N5级护士手术室压力性损伤培训评价

评价项目及分值	评价标准	评价部门	得分
参加护理部、科部及科内培训出勤率达90%（20分）		科室	
课程理论考核成绩（30分）		科室	
技能考核成绩（30分）		科室	
工作态度和工作职责完成情况（20分）		科室	
总得分：	护士长签名：		

2. 其他方面的影响评价

（1）质量检查：每季度分析质量检查的结果，并据此调整和改进教育计划。

（2）带教及科研满意度调查：通过带教及科研满意度问卷调查结果，进行持续性质量改进。

（黄婉芸　曾瑞玲）

手术室压力性损伤工作坊

工作坊（workshop）也称专题研习工作坊，起源于欧洲现代建筑设计领域的实践教学模式，是刘禹等在2009年针对国内高等教育实践教学的缺陷，提出的一种以实践为核心的理论辅助型教学模式。工作坊是以小组形式，围绕某个专题，以1名在该领域富有经验的人为核心，其他成员通过多种实践方式共同探讨，进行一种体验式、参与式、互动式的学习模式。不同于以往"填鸭式"的被动学习，工作坊更注重实践性与参与性。由于主题鲜明、形式灵活，工作坊越来越多地被应用于护理领域中。在手术室压力性损伤防护中，对体验实践性要求非常高，故工作坊在手术室压力性损伤教学防护中凸显出重要作用。

一、实践教学工作坊

1. 案例设计

案例设计是进行手术室压力性损伤工作坊（图6-3-1）教学的核心。根据教学目的，教学组设计高风险手术室压力性损伤的典型案例并将其作为教学素材，将压力性损伤风险评估、患者科间交接、护理会诊、支撑面管理、体位摆放、不良事件呈报等环节融入案例中。阶段学习时，也可根据不同的环节设计不同的案例，通过案例反复练习，促进护士提高认知能力并融会贯通。

2. 场地选择

合适的场地是实施工作坊教学的前提。场地不仅要能满足护士学习、实践、讨论与报告的需要，还要能进行自由拆分与组合的实践操作活动。在进行风险评估与护理会诊的实践学习时，可以在示教室或会议室进行，以便演示与讨论。而对于实践学习支撑面管理、体位摆放等术中压力性损伤防控措施时，选择手术间更为合适。

3. 理论学习

护士在解决实践问题时，需要理论知识支撑。理论学习是开展手术室压力性损伤工作坊的重要组成部分；在理论知识培训时，采用自学与集中培训相结合的方式，最后进行考核。指导老师对于护士在学习中出现的问题，不只是单纯地进行理论知识讲解，而是要以护士为主进行指引，以促进护士主动学习、独立思考，提高其逻辑思维能力。

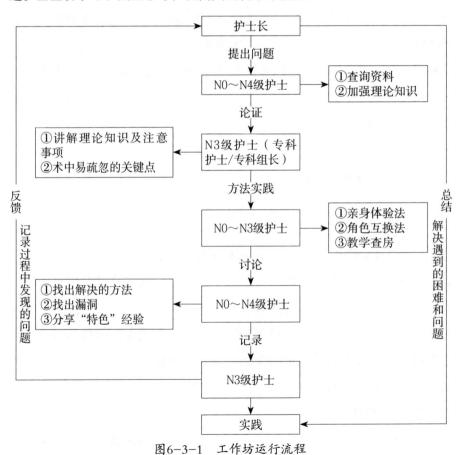

图6-3-1　工作坊运行流程

4. 头脑风暴

工作坊成员可运用头脑风暴法分析产生手术室压力性损伤的原因。由护士长主持，小组成员的组成可参考如下：N3、N4级护士占总人数的1/3，N2级护士占总人数的1/3，N1级护士占总人数的1/3，对年度压力性损伤评分高风险、难免性损伤患者分别进行分析、总结并现场演示。首先由N1级护士根据患者的评分、手术方式、基本病情来摆放体位，讲解注意事项及手术过程中需特别关注的部位，再由N2级护士指出手术体位摆放的不足之处，并提出解决的方法，N3、N4级护士讲解各自的看法，总结做得好的方面，提出需要改进的地方，大家共同探讨，整理出规范的方案（图6-3-2）。

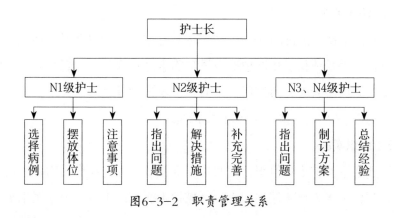

图6-3-2　职责管理关系

5. 情景演练

情景演练即护士通过饰演不同角色参与案例实践，以期检验护士的理论与实践学习效果，主要包括小组抽签演练和情景演练缺陷识别的演练方式。小组抽签演练是由不同层级的护士组成小组，通过随机抽签选择案例，分饰巡回护士、麻醉医生、患者等角色进行现场演练，最后进行小组总结、指导老师点评和正确案例演示，以纠正流程中存在的问题。情景演练缺陷识别是指导老师创设的压力性损伤高风险患者围手术期护理情景演示。在演示过程中，可预设错误的方法、动作，颠倒操作顺序，遗漏关键环节。案例教学演示过程中，可使用电子设备拍摄视频，记录演示过程，请护士寻找所有的缺陷。在演练结束后分组讨论汇报缺陷错漏，指导老师对识别纠错正确的内容作出肯定，对识别错误的内容给予纠正，对未识别出的缺陷进行情景回放，指引护士进行识别纠错。

二、决策工作坊

决策工作坊是指对术中特殊体位和高难度体位管理的患者（如重度脊柱畸形患者等），术前1日由护士长组织召开多学科会诊并进行模拟演练，以决策手术患者最佳体位管理方案。

1. 评估申请

巡回护士在术前1日前往病房访视手术患者，对患者年龄、体重指数、手术时长、手术体位、皮肤情况等风险因素进行评估。患者经评估为压力性损伤极高风险者时，由巡回护士向科室申请护理会诊，护士长视患者病情确定是否需要多学科联合会诊和模拟演练。

2. 组织实施

护理会诊由护士长组织，巡回护士准备手术间与体位用物，邀请手术患者、当台手术人员（巡回护士、器械护士、麻醉医生、手术医生）、相关管理人员（护士长、手术室压力性损伤防控小组组长、亚专科组组长和护理骨干）进行术前护理会诊，通过全员讨论制订患者体位管理方案，进行体位模拟演练。体位演练时，患者根据自身真实体验反馈体验感受；麻醉医生、手术医生和护士从各自专业角度提出意见和要求；最后综合大家的意见，制订出适合患者最佳手术体位的管理方案，从而有预见性地做好手术室压力性损伤防控工作。

（李桂兰　李贝）

全流程质量监控在手术室压力性损伤
防控中的应用

　　压力性损伤不仅增加患者生理和心理负担，延长住院时间，还影响其预后治疗，增加医疗资源的消耗，是手术室护理关注的焦点与改善重点。在传统的围手术期皮肤护理模式中，术前病房护士与手术室巡回护士缺乏统一的患者皮肤状况观察标准，术中缺乏科学的预防措施，术后欠缺延续监管与护理措施，极易在围手术期使患者皮肤遭受损害。根据《护理管理工作规范》，建立严谨科学的手术室压力性损伤全流程质量监控，实现精准化预防手术室压力性损伤迫在眉睫。全流程质量监控是一种自上而下，从粗略到精准，从散乱到统一的管理模式。它包括：建立三级质量监控网、制定高风险人群呈报制度、实施三级质量监控。全流程质量监控护理模式包括了三个层级监控：一级监控为护士、二级监控为手术室压力性损伤防控小组、三级监控为护士长。整个压力性损伤监控与预防流程涵盖术前评估与宣教、术中监控与保护性措施的实施、术后延续性监控与护理，可从各个环节上保证术中压力性损伤预防护理的有效性与精准性。

一、全流程质量监控的具体措施

（一）建立三级质量监控网

　　在全流程质量监控中，护士长为三级监控，主要负责对压力性损伤的评估与处理进行指导，组织开展护理会诊，进行质量考评等；手术室压力性损伤防控小组为二级监控，主要负责术前筛选出压力性损伤高风险病例，术日负责监督一级监控护士术中压力性损伤防范措施执行情况，术后负责科室压力性损伤工作质量持续改进及培训工作；压力性损伤防控巡回护士、恢复室护士、病房护士为一级监控，主要负责严格落实预防压力性损伤术前、术中、术后各项干预措施。

（二）确定各级风险人群评估标准与对应措施

一级监控护士以"CORN术中获得性压力性损伤风险评估量表"为评估标准，进行术前评估和术中动态评估。

1. 评估标准

术前评估根据患者年龄、体重指数、受力点皮肤状况、手术体位、术前肢体活动、预计手术时间及特殊手术因素等，在术前对手术患者进行评估，>14分为高风险人群，9～14分为中风险人群，<9分为低风险人群。术中动态评估根据患者术中体温丢失因素、手术失血量、术中压力剪切力改变、实际手术时间4项因素进行动态评估，>12分为高风险人群，8～12分为中风险人群，<8分为低风险人群。

2. 措施

对于高风险人群，应及时上报科室领导，再决定具体措施；对于中风险人群，则向手术室压力性损伤防控小组组长报备；对于低风险人群，则按常规步骤进行护理。

（三）实施三级质量监控

1. 一级监控

（1）术前：①使用"CORN术中获得性压力性损伤风险评估量表"对手术患者进行评估，>14分者上报给护士长。②一级监控巡回护士与一级监控恢复室护士、一级监控病房护士共同商讨制订预防措施。③一级监控病房护士指导患者进行术前体位练习。

（2）术中：①依据手术患者情况评估术中压力性损伤风险因素，根据手术体位受压点在患者受压部位使用体位垫和减压工具。②与医生商讨调整患者受压部位，减少受压部位的压力强度。③在条件允许情况下间歇性地抬高骶尾部、头面部等易受压部位。④密切关注手术进程，对于医生挤压倚靠患者的行为及时提醒。⑤术中变换体位时，再次按流程确认受压部位减压措施是否到位。⑥采取保温措施，注意覆盖，尽可能减少皮肤裸露，静脉输注液体及血制品时复温至 37℃后再进行输注，保持术中鼻咽部温度在 36℃以上。⑦ 落实对患者的术中动态评估，做好记录并保存，对于高风险患者需及时上报并通过此评分对患者进行后续护理。

（3）术后：①巡回护士在患者病情允许的情况下，打开减压敷料检查其受压部位皮肤情况，确认受压部位，如发生可疑压力性损伤需详细描述并记录局部面积、皮肤颜色、分期等情况，并立即报告压力性损伤防控小组、护士长。②恢复室护士监控所有入恢复室患者，发现问题立即干预，并记录在"PACU术后患者皮肤问题记录表"中（记录内容包括患者入室时间、入室皮肤情况、护理措施、出室时间及出室皮肤情况）。③病房护士与手术室护士进行术后患者的交接，做好术后患者的延续护理；在条件允许的情况下采用和术中不同的体位，避免术中的受压点持续作用，发现问题立即反馈给手术室护士，并共同商讨应对措施。

2. 二级监控

（1）术前：术前1日全面评估所有手术患者，筛选压力性损伤高风险人群，监控一级巡回护士压力性损伤预防措施与管理质量。

（2）术日：负责检查压力性损伤高风险人群原始体位摆放与术中护理情况，包括患者体位摆放是否正确、是否使用体位垫、受压部位是否被及时保护、体温是否维持在正常水平等。

（3）术后：①负责检查压力性损伤风险患者皮肤情况，对皮肤情况不良者进行跟踪；每周整理汇总、小结，每月总结并进行全科质量讲评。②负责科室压力性损伤预防与管理工作质量持续改进，积极发现、分析、解决压力性损伤预防与管理中存在的问题。③负责科室手术患者术中压力

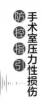

性损伤预防指导与护理会诊。④负责培训新知识、新理论,协助护士长组织科室学习压力性损伤新知识,促进临床压力性损伤护理工作能力持续提升,组织压力性损伤疑难病例讨论、分析。

3. 三级监控

三级监控主要由护士长负责完成。主要内容包括:①负责对科室压力性损伤防控小组工作进行指导,了解本科室手术患者压力性损伤的危险评估、预防、处理措施是否正确、到位;②指导护理会诊,必要时组织手术患者术前体位预摆及召开科室压力性损伤工作坊;③每月对本科室护士进行压力性损伤护理质量考评,每月召开手术室压力性损伤质量管理会议,完善压力性损伤各个环节的管理制度和流程,总结分析并进行上报。

二、全流程质量监控的优点及需改进之处

(一)全流程质量监控的优点

1. 全流程质量监控模式可以有效预防手术室压力性损伤

全流程质量监控模式可对手术室压力性损伤防控流程和措施进行全方位监控,确保各项工作落实到位,以达到有效预防手术室压力性损伤发生。在一级监控中,巡回护士及时与恢复室护士、病房护士制订手术室压力性损伤预防措施,提前监管患者的皮肤安全;术中巡回护士及时调整患者受压部位,减少受压部位的压力强度,采取保温等措施,有效地预防术中压力性损伤的发生;术后恢复室护士对所有手术患者积极监控,提前干预,发现问题立即处理;病房护士对手术后患者进行延续预防压力性损伤护理,发现问题及时反馈和处理,使患者在术后活动受限的情况下避免翻身不到位、皮肤受牵拉等情况的发生,从而有效预防手术室压力性损伤的发生。

2. 全流程质量监控模式对患者的就医体验有积极促进作用

在全流程质量监控中,术前与术后压力性损伤的健康宣教能促进患者及家属了解手术室压力性损伤的危险因素和预防措施,加强了护患沟通,

使患者在住院期间感受到护士的高度责任感，可进一步促进患者良好的就医体验，提升患者的满意度。

3. 全流程质量监控模式可提高护士的职业认同感

全流程质量监控模式可以提高护士的职业认同感。在一级监控中，巡回护士对手术患者压力性损伤风险进行评估，及时筛选出压力性损伤高危患者，护士长又加强上报工作的管理，严格落实了奖惩制度。巡回护士、恢复室护士、病房护士在整个监控流程中相互沟通，共同解决患者压力性损伤预防问题。手术室压力性损伤防控小组成员也积极参与，提供专业指导，护士长在领导层面进行整体把控，督促指导，这些措施使护理人员增加了专业知识，增强了职业信心。

（二）全流程质量监控模式有待改进之处

手术室压力性损伤的全流程质量监控目前更多地用于护理工作的质量监控，手术医生与麻醉医生参与欠缺，为更好地促进此项工作的开展，下一步可邀请相关医生进入全流程的管理中，不断提高医生保护围手术期患者皮肤的意识。

（方萌　孙慧玲）

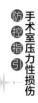
手术室压力性损伤持续质量改进

持续质量改进（continuous quality improvement，CQI）是降低压力性损伤发生率的法宝。手术室压力性损伤持续质量改进是针对实践中的质量问题，制订并实施改进计划，检查执行结果以了解是否实现预期目标，并转入下一个循环，从而促进质量持续改进的过程。

一、成立手术室压力性损伤防控持续质量改进小组

手术室压力性损伤防控持续质量改进小组由护士长、手术室压力性损伤质量管理组组长与组员组成，共同参与手术室压力性损伤质量管理改进。在护理质量管理体系中，护士长为决策层，起主导作用；组长是完善质控体系的骨干力量，对组员反馈的问题进行汇总、分析并制订整改措施上报护士长；组员根据质控组计划进行质量检查，找出临床工作中存在的问题，并及时向质控组组长反馈。手术室压力性损伤质量控制组组员可同时分布于各专科组内，结合本专科组的问题，在进行压力性损伤质控检查的同时规范自身的行为，协助本专业组内其他组员进行规范，保证整改措施的落实。

二、持续质量改进的方法

（一）PDCA管理

PDCA循环是一种程序化、标准化、科学化的持续质量改进的基本方

法，是压力性损伤质量控制中最常见的改进法。PDCA循环是近年来被广泛应用于医院管理的一种质量改进模式，在注重终末质量管理的同时加强对管理过程的质量监控和环节控制，具有持续、渐进改进并提高的优点。其过程是计划（plan）、实施（do）、检查（check）和执行（act）四个阶段的循环反复。运用PDCA循环对手术室压力性损伤防控进行持续质量改进，从发现问题到最后解决问题，再发现再解决，形成了一个周期性发现问题和解决问题的方法，最终降低手术室压力性损伤的发生率，提高手术室压力性损伤的管理水平。

1. 计划阶段

组建持续质量改进团队，成员包括压力性损伤防控联络员、责任护士及专科组长；制订小组工作计划及要求。

2. 实施阶段

（1）根据手术患者压力性损伤评估表分级采取压力性损伤防护措施，使用合适的体位工具、防护敷料，间歇性解除压力。

（2）术后进行小结和分析，针对问题再次制订措施并实施。

3. 检查阶段

护士在交接班时，查看患者压力性损伤处皮肤状况，保证各项护理措施准确有效地执行，同时压力性损伤小组需及时跟进检查结果，参与讨论及总结护理中存在的问题并及时整改。

4. 处理阶段

（1）护士长及压力性损伤防控联络员对护理过程进行总结分析，找出存在缺失的工作，制订改进措施。

（2）因多种原因未能及时解决的问题，将其放到下一个PDCA循环管理模式中，记录PDCA循环改进情况并完善。

（二）品管圈

品管圈（quality control circle，QCC）全称为品质管理圈，是指为解决工作岗位上的问题，由工作性质相近或相关的人自发组成圈子（小组），针对所选定工作中的问题，本着自动自发的精神，结合团队力量，发动群体智慧，活用品管圈七大手法，探求有效对策，改善工作流程，实现操作规范化，持续不断地对工作现场进行改善与管理。它能激发成员的参与感、满足感和成就感；能提升工作质量与效率；能促进护士团结，营造和谐人文环境。目前，品管圈被广泛应用在临床护理工作中，包括提高护理质量、预防医院感染等方面，在降低患者手术室压力性损伤发生率的应用中也发挥了优势。

（三）根本原因分析法

根本原因分析（root cause analysis，RCA）主要是对出现的问题采取结构化的分析，从出现问题的表面，逐步剖析导致问题的根本因素并加以解决。用根本原因分析法查找手术期间发生压力性损伤的危险因素，并针对性给予相应干预，可降低手术室压力性损伤发生率，确保患者安全。对于因护理失误造成的手术室压力性损伤，应由当事人从全面质量管理的五大因素剖析根本原因，即人（操作者）、机（机器设备）、料（原材料）、环（工作环境）、法（制度、方法）。然后根据不良事件的直接原因，制订出行之有效的改进计划，杜绝此类事件的再次发生，确保其可行性。根本原因分析法是现代科学管理理念中的重要原理，是从根源找到问题并分析问题，解决问题的管理理念。它的优势在于能调动护士的积极性，发挥其主观能动性。遇到问题可以主动发现并解决。以"根因分析法护理举措在降低手术期间压力性损伤风险的效果研究"举例如下。

1. 准备阶段

由护理骨干、专科组组长、护士等组成小组，整理收集对照组病历资料，记录其压力性损伤发生状况、手术时间、手术体位、性别、年龄等，并评估压力性损伤等级。

2. 找出近端原因

收集整理数据后得知，患者手术均＞120 min，体位为半坐卧位、截石位、侧卧位、俯卧位，确认近端原因为体位不规范和长时间压迫局部组织。

3. 确认根本原因

用鱼骨图从人、机、环、法等方面分析，小组会采用头脑风暴法，根据已明确的近端原因查找根本原因，得出预防压力性损伤材料不充足、人员缺乏业务考核培训、流程管理监督不到位等为根本风险因素。

4. 制订护理干预措施

按照已查找的根本因素制订护理干预对策，明确该次负责人，密切监督，定期反馈总结。

（1）加强压力性损伤理论知识培训与技能考核。

（2）加强监督管理：由专科组组长和护士长组成监督体系。护士长每日巡视，解决手术室压力性损伤防护的难点并组织召开压力性损伤案例分析会，以提升手术室护士压力性损伤防护意识；专科组组长加强指导组员手术室压力性损伤防护实践操作。

（3）制备压力性损伤防护材料：如液体敷料、水胶体敷贴、水凝胶敷料、琼脂垫等，神经外科手术患者术中可垫加厚床垫，用体位专用摆放器具及体位专用垫，避免因器具不配套或不足而出现不规范体位摆放。

（四）循证护理

循证护理是结合患者的愿望将获取的临床护理证据，慎重、准确地应用到临床护理中的一种护理模式，是有效预防压力性损伤发生的方法之一。循证护理是引导护理人员科学、有效地开展临床护理决策的理念和方法，具有科学化、规范化的特点。其核心要素为：①最新最佳证据；②护理人员的专业判断；③患者的需求和意愿；④应用证据的情境。以"手术患者医疗器械相关性压力性损伤预防的证据总结"举例如下。

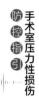

1. 问题确立

根据PIPOST模型明确预防医疗器械相关性压力性损伤的循证护理问题：P（population）代表手术患者，I（intervention）代表预防医疗器械相关性压力性损伤的措施，P（professional）代表手术室医务人员，O（outcome）代表医疗器械相关性压力性损伤的发生率，S（setting）代表手术室，T（type of evidence）代表指南、证据总结、系统评价、专家共识。

2. 检索策略

以"医疗器械/医疗设备/医源性、压力性损伤/压疮/褥疮/压伤、预防/评估/护理、指南/证据总结/系统评价/共识"为中英文检索词，根据6S证据模型，利用计算机自顶层资源开始从上往下依次检索关于预防医疗器械相关性压力性损伤相关的指南、证据总结、系统评价、专家共识，并对选入文献的参考文献进行手动补充检索。

3. 文献纳入和排除标准

（1）纳入标准：指南、证据总结、系统评价和专家共识。

（2）排除标准：重复发表过的指南或文献，临床指南或系统评价的相关新闻、摘要、解读。

4. 文献质量评价标准

指南评价工具为英国2010年更新的临床指南研究与评价系统（The Appraisal of Guidelines for Research & Evaluation Instrument，AGREE Ⅱ）。证据总结须追溯到原始研究文献，根据原始文献性质进行质量评价。专家共识运用澳大利亚循证卫生保健中心（JBI）专家共识评价表进行文献质量评价。

5. 证据质量评价过程

研究员根据 JBI 证据预分级及推荐级别系统（2014版）进行证据等级及推荐级别的评定，按照研究设计的可靠性和严谨性分为A级推荐和B级推荐，纳入的不同类型研究设计将证据等级分为Level 1～Level 5。根据文献的类型由2名经过系统循证护理培训的研究者独立选择相应的质量评价工具对纳入文献进行质量评价，若意见不统一则请第三方介入，直至达成共识。

6. 证据汇总结果及描述

（1）重点关注有医疗器械相关性压力性损伤发生风险的患者。风险评估旨在发现高风险人群，以便采取措施防止医疗器械相关性压力性损伤进一步发展。

（2）正确选择和佩戴医疗设备：强调器械的选择、使用、放置、移除的重要性。

（3）预防性使用敷料减轻受压部位压力：敷料的作用主要是缓解受压部位压力、减轻局部水肿、改善皮肤的微环境，可根据临床实际情况选择敷料。

（4）护理人员知识培训：指南建议对护理人员开展相关循证教育以及正确使用医疗器械的培训等。

（5）家属及主要照顾者的相关知识与技能的教育。

（五）医疗失效模式与效应分析

医疗失效模式与效应分析（healthcare failure mode and effect analysis，HFMEA）是国际化认证的系统性、前瞻性、基于团队协作的管理方法，可针对系统中潜在风险原因和后果进行辨识和分析，有效控制进而降低潜在风险，达到事前预防的目的；包括确定主题、组成团队、画出流程、分析危害、拟定行动计划与结果评价6个分析步骤。

（六）六西格玛管理法

六西格玛管理法是建立在统计学基础上的全面质量管理方法，以事实和数据为依据，以满足服务对象为需求，以改进工作质量为目标，追求不断进步的质量管理体系；是一种基于统计控制的质量标准管理技术，通过对顾客、流程、数据、团队等要素的资源进行整合，实现最佳的服务。

（黄娟　陈云超　周萍）

参考文献

［1］夏永梅，李金凤，徐丽，等.造口伤口小组在压疮管理中的应用［J］.中国护理管理，2014，14（6）：599-601.

［2］赵体玉，郭月，赵快乐，等.手术患者术中压疮的监测分析与质量改进［J］.护理学杂志，2016，31（24）：22-25

［3］刘艳，孙璇，王雪芬，等.授权在压疮管理中的应用［J］.护理学杂志，2019，34（23）：43-45.

［4］EPUAP, NPIAP, PPPIA. Prevention and treatment of pressure ulcers/injuries:clinical practice guideline［EB/OL］.（2019-11-15）［2023-07-01］. https://internationalguideline.com

［5］杨龙飞，齐敬晗，刘佳琳，等.压力性损伤预防和治疗循证指南的意见总结［J］.护理研究，2022，36（6）：1008-1015.

［6］北京护理学会手术室专业委员会.术中获得性压力性损伤预防与护理专家共识［J］.中华现代护理杂志，2020，26（28）：3853-3861.

［7］刘晓黎，王泠，魏彦姝，等.预防成人术中获得性压力性损伤的最佳证据总结［J］.中华护理杂志，2020，55（10）：1564-1570.

［8］高兴莲，郭莉.术中获得性压力性损伤危险因素评估量表的编制及信效度检验［J］.中华护理杂志，2021，56（4）：556-560.

［9］刘禹，王来福.基于工作坊的高等教育实践教学体系的研究［J］.东北财经大学学报.2009，61（1）：93-96.

［10］朱利思，陈军华，胡辉，等.多学科协作团队工作坊教学模式应用于护士伤口护理培训的效果［J］.解放军护理杂志.2019，36（9）：85-88.

［11］周玉梅，徐惠丽，彭剑英，等.三级综合医院护士科研能力培训工作坊的应用［J］.护理学杂志，2020，35（4）：60-62，73.

［12］魏彦姝，陈杰，路潜，等.术中压疮危险因素评估的研究进展［J］.齐中国护理管理，2013，13（11）：64-66.

［13］贾静，唐为定，罗彩凤，等.围手术期压力性损伤风险评估表的应用及信效度研究［J］.护士进修杂志，2019，34（15）：1428-1432.

［14］张莹，王菲.行动研究在预防术中压力性损伤护理流程改进中的应用［J］.护理学报，2018，25（16）：14-18.

［15］吴小红. 医院应用目标管理对手术患者术中压疮的预防效果［J］. 临床合理用药杂志, 2019, 12（13）: 150-151.

［16］CHEN Y, HE L, QU W, et al. Predictors of intraoperative pressure injury in patients undergoing major hepatobiliary surgery［J］. Journal of Wound, Ostomy & Continence Nursing, 2017, 44（5）: 445-449.

［17］VERNOOIJ L M, VAN KLEI W A, MACHINA M, et al. Different methods of modelling intraoperative hypotension and their association with postoperative complications in patients undergoing non-cardiac surgery［J］. British Journal of Anaesthesia, 2018, 120（5）: 1080-1089.

［18］LUO M, LONG X H, WU J L, et al. Incidence and risk factors of pressure injuries in surgical spinal patients: a retrospective study［J］. Journal of Wound Ostomy and Continence Nursing, 2019, 46（5）: 397-400.

［19］CELIK B, KARAYURT Ö, OGCE F. The effect of selected risk factors on perioperative pressure injury development［J］. AORN Journal, 2019, 110（1）: 29-38.

［20］熊晶. 复合保暖措施对脑膜瘤切除术围手术期皮肤压疮的预防效果［J］. 慢性病学杂志, 2020, 21（1）: 106-108.

［21］李继平. 护理管理学［M］. 3版. 北京: 人民卫生出版社, 2014: 228-230.

［22］赵庆华, 肖明朝, 刘捷, 等. 品管圈在护理质量管理中的应用现状［J］. 护理学杂志, 2014, 29（6）: 94-96.

［23］马琼, 钱萍, 高兴莲, 等. 开展品管圈活动降低术中压疮发生风险［J］. 护理学杂志, 2015, 30（24）: 47-48.

［24］李秋菊. 根因分析法护理举措在降低手术期间压力性损伤风险的效果研究［J］. 中外医疗, 2019, 38（22）: 157-159, 194.

［25］戴芳, 徐晓蕾, 刘舒. 手术室患者术中压力性损伤危险因素分析及护理对策［J］. 齐鲁护理杂志, 2021, 27（2）: 93-95.

［26］陈晓唯, 向承红. 术中压疮的危险因素分析及护理对策［J］. 中华现代护理杂志, 2015, 21（10）: 1183-1185.

［27］李裕淑. 循证护理对颅脑损伤昏迷患者压力性损伤的影响［J］. 护理实践与研究, 2020, 17（10）: 65-67.

［28］BROUWERS M C, KHO M E, BROWMAN G P, et al. AGREE Ⅱ: advancing guideline development, reporting, and evaluation in health care［J］.CMAJ, 2010, 51（5）: 421-424.

［29］熊俊，陈日新. 系统评价/Meta分析方法学质量的评价工具 AMSTAR［J］.中国循证医学杂志, 2011, 11（9）: 1084-1089.

［30］王春青，胡雁. JBI证据预分级及证据推荐级别系统（2014版）［J］.护士进修杂志, 2015, 30（11）: 964-967.

［31］YANG K L, CHEN L, KANG Y Y, et al. Identification of risk factors of developing pressure injuries among immobile patient, and a risk prediction model establishment: a protocol for systematic review［J］. Medicine（Baltimore）, 2020, 99（52）: e23640.

［32］鄢斌，李丽，许贵如，等.失效模式与效应分析在我国医疗质量改进应用的文献计量学分析［J］.护士进修杂志, 2018, 33（6）: 501-504.

［33］朱雪清，葛杨. 六西格玛管理法在高值耗材管理流程优化中的应用研究［J］.中国护理管理, 2020, 20（1）: 140-144.

CHAPTER 7

手术室压力性损伤专科
护理与典型案例

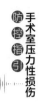

脊柱手术患者压力性损伤的护理难点与技巧

脊柱解剖结构复杂，毗邻重要血管神经，手术难度及风险非常高，脊柱手术具有年龄跨度大、人体区域跨度大、手术入路及手术体位多样化、被动体位时间长、出血多、血压低等特点，这些都是手术室压力性损伤的高危因素。有研究表明，脊柱后路手术患者手术室压力性损伤发生率超过20%，其术中体位是压力性损伤发生的高危因素。Padula等的研究显示，发生压力性损伤患者的平均治疗费用比未发生患者高出8.32%。因此，针对脊柱手术患者的特点采取有效的压力性损伤预防措施，从而降低压力性损伤的发生率，是每一名手术室护士的必修课。

一、脊柱手术患者压力性损伤的护理难点

（一）体位特殊

脊柱疾病的后路手术一般采用俯卧位，患者因手术需要长时间固定在某一位置不能变动，躯体重力作用使组织受压是压力性损伤产生的主要原因。术中摆放俯卧位时躯体处于非水平位置，由于躯体的重力作用导致不同部位层次的相邻组织产生反向移行的剪切力。即使手术时间不长，因体位摆放需要导致的局部骨隆突处着力点变小，皮肤及皮下组织承受较大压力，极易导致局部组织压伤。据报道，俯卧位患者中81.5%的压力性损伤发生在颜面部，因人体头面部骨隆突结构特殊，肌肉少，但皮肤有丰富的毛细血管和神经末梢，受到压迫时易发生皮肤组织及神经损伤；若眼内压高于视网膜灌注压，可因眼眶受压、视神经纤维被牵拉而使视力受到影响。

随着微创手术的发展，导航技术以及机器人手术的应用，斜外侧腰椎椎间融合术成为目前国际热门的用于腰椎疾病的术式。此手术为维持体位的绝对稳定，在90°侧卧的基础上，需在腰部下垫软枕，并且将手术床折曲，以张开第12肋与髂嵴间的空间，还需在腋下及大腿根部用宽胶带加强固定，确保脊柱未因旋转出现对线丢失。斜外侧腰椎椎间融合术手术体位受力面积小，压力分布集中，手术床角度的改变使腰桥抬高，增大髂部及下肢粗隆突处剪切力，大大增加压力性损伤的发生风险。

（二）手术时间长

脊柱侧弯矫形手术需5～8 h，前后路同期完成的颈椎手术或腰椎手术、脊柱肿瘤手术、翻修手术更为复杂，手术时长则需增加。人体正常毛细血管压为16～32 mmHg，当持续性的垂直压力超过正常毛细血管压力时，会阻断毛细血管血液对组织的灌注，导致受压组织缺血缺氧坏死。有研究结果表明，受神经支配的皮肤在67.75 mmHg压力下，组织持续受压2 h以上就能产生不可逆的损害，当手术持续4 h时，每延长30 min压力性损伤的发生概率增加33%。

（三）术中低血压

脊柱外科手术常伴随出血风险。脊柱周围组织复杂，毗邻脊髓神经，血运丰富，手术部位深，出血量较难控制且止血困难，不仅影响手术视野、降低手术操作的精准度，大量失血还会导致患者术中发生低血压。随着现代麻醉技术的发展，复杂脊柱大手术应用控制性降压技术可减少出血，并可对患者进行血液保护。但术中持续低血压使血液循环减慢，影响身体重要器官的氧气和营养供应，削弱组织的抵抗力，增加压力性损伤的发生率。

（四）术中低体温

手术麻醉会影响机体调节体温的能力，使机体处于低温状态，加上术

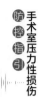

中输液、血制品、冲洗液等的稀释作用，会加快体温降低，使外周血管始终处于收缩状态，皮肤末梢循环能力、抵抗能力下降，诱发术中压力性损伤的发生。

（五）术前活动力受限

易平的研究显示，中度受限、重度受限脊柱外科患者术中俯卧位压力性损伤发生率明显高于活动不受限和轻度受限的患者。脊柱受伤后，患者易出现下肢瘫痪、活动障碍等情况，术后害怕疼痛，不愿意活动，长期保持一种被动体位，故术前活动力中重度受限的患者发生压力性损伤的风险性更高。

（六）医疗器械品种多

脊柱手术需借助骨科医疗器械进行复位、固定，此过程会增加剪切力、压力和摩擦力，增加压力性损伤的风险。尤其是术中加压牵引、敲击这两种操作可使人体产生反作用力，这种反作用力也可转化为压力、剪切力和摩擦力，进一步增加压力性损伤的风险。

（七）人口老龄化

我国人口老龄化日益加剧，老年手术患者占比逐渐增大，老年患者是压力性损伤发生的高危人群。年龄＞60岁时，皮肤逐渐萎缩，波及表皮、真皮和皮下组织，皮肤变软、变薄，光泽减退，弹性减少，患者难以承受俯卧位手术压力而发生压力性损伤。

（八）体重指数高

肥胖或超重患者脂肪较多，俯卧位或侧卧位时皮肤的压力更大，局部压强更高，在相同时间的压迫下皮肤发生损伤的风险更高。另外，患者的皮下脂肪缺乏血液供应，局部血液循环差，增加了压力性损伤的发生风险。

174

二、脊柱手术患者压力性损伤的护理技巧

（一）围手术期的评估

1. 术前评估

（1）使用"CORN术中获得性压力性损伤风险评估量表"对手术患者进行评估，凡＞9分者需引起重视，做好防护。

（2）根据评估结果准备个性化体位垫。

（3）针对某些疾病因素导致的非正常形态患者，如需行脊柱侧弯矫形术，巡回护士术前加强评估和准备，必要时术前请患者到手术间进行手术体位的预摆放。

2. 术中评估

（1）根据患者术中压力性损伤风险评估的结果，在患者受压部位使用合适的体位垫及减压工具。

（2）评估可能发生压力性损伤的部位并与医生商讨如何调整患者受压部位，减轻受压部位的压力。

（3）术中可能会出现手术医生身体倚靠患者的情况，应及时提醒。

（4）评估术中变换体位时，是否会出现新的压力性损伤危险因素，如线路、管道是否放置妥当。

（5）评估患者术中麻醉深度变化是否引起患者体位移动，如出现麻醉深度变浅、术中唤醒后，需再次确认体位是否保持在最佳位置。

（6）评估患者的出血量，出血量越多，组织灌注越少，携氧能力越弱，出现压力性损伤的概率越高。

（7）评估患者是否会出现低体温情况，若是应及时采取有效的保暖措施。

3. 术后评估

手术结束后，检查患者全身皮肤，评估患者是否出现压力性损伤，如

有异常应详细记录于"术中护理记录单"中，采取有效的护理措施，并与病房护士做好交接。

（二）体位管理技巧

1. 特殊类型手术的体位摆放

（1）颈椎手术：采用枕垫法俯卧位加手术头架系统固定头颈。先将患者轴线翻身俯卧，用软枕垫起，肩垫平手术床前缘，用手术头架系统将头适当屈曲固定于手术床前方，调整手术床头高脚低位15°～30°，利用身体重力的反牵引力拉开椎间隙。双上肢平放于身体两侧，肩部用牵引带向下牵引，不可过紧，以免影响血液循环。臀部用宽约束带固定，避免身体过度下滑。

（2）强直性脊柱炎手术：患者随病变的加重，后突畸形明显，伴关节受累。重症患者不能直立，常规的体位垫不能与畸形的身体贴合。可结合患者实际情况，准备适应患者身体形状的体位垫，使患者身体与体位垫接触面尽可能大以增加稳定性。根据颈椎活动度调整头托高度，避免头颈过伸或头悬空，造成颈椎某一点受力过大，增加术中颈椎骨折的危险性。术中截骨矫形后摇动弓形架复位时，避免上抬的弓桥前端对颈部的挤压，造成颈静脉回流受阻，引起头部肿胀，必要时在肩部垫软枕抬高肩膀。根据复位后上半身背伸情况，及时调整头托高度。

（3）脊柱侧弯矫形手术：严重的脊柱侧弯患者常表现出胸廓畸形、不对称，安放体位宜用枕垫法。枕垫衬垫要适当，支撑面宽窄要适宜，避免压迫腹部使腹内压增高影响呼吸，同时影响下腔静脉回流，使术中渗血增多。

（4）幼儿患者手术：婴幼儿患者不宜使用成人的体位垫和头架，需结合其体形设计体位垫。同时，婴幼儿皮肤娇嫩，需重点关注。

2. 轴线翻身

移动体位时动作应轻柔，需至少4人参与轴线翻身，麻醉医生负责发

"翻身"号令，负责托住患者头颈部以及气管导管；手术医生站于患者两侧，一人负责翻身，一人对侧接应；护士负责双腿部翻转，负责静脉输液管道通畅；大家动作须协调一致，确保180°轴线翻身，防止管道脱出、血压骤升骤降，以及脊髓损伤等意外情况的发生。

3. 支撑面的管理

手术床垫宜选用厚度＞8 cm的软硬适中、透气性好、承托力及回弹力俱佳的产品。体位摆放后确保床单平整无皱褶，术前可用液体敷料涂抹于受压皮肤，增加受压面皮肤的润滑度，减少摩擦力。加强对受压点的防护，如颌面部、髂骨、膝关节、胫骨处应用多层软聚硅酮泡沫敷料加以保护。

4. 体温管理

患者体温降低会引起血液循环不良，使受压部位体表温度降低，皮肤抵抗力下降，从而增加术中压力性损伤发生的风险。使用棉被、毛毯或保温毯等遮盖保温，尽可能减少皮肤裸露面积，静脉输注液体及血制品时复温至37℃后再进行输注，保持术中鼻咽部温度在36℃以上。

5. 消毒液的管理

术野消毒时，消毒棉球不可过湿，可将术野两侧分别垫上小棉垫，待消毒完毕撤走棉垫，可保持术野周围皮肤干燥。保持床单干燥、平整，提高患者舒适度，降低压力性损伤发生概率。

6. 间歇性解除压迫

间歇性解除患者受压部位的压力，可有效预防压力性损伤。在不影响手术医师操作的前提下可每1 h行重点部位局部解压，如定时抬头。

7. 管道及导线的管理

复杂脊柱手术，常进行深静脉穿刺、动脉穿刺，还有多种电极监测系统，如电极贴于额头部位的麻醉深度监测系统、针式电极留置于四肢部位的神经肌肉监测系统等，因此患者身上有多条管道和电极线。在安放体位之前应将管、线整理妥当，防止翻身时脱落。俯卧位安置后，应检查管道是否通畅，线路是否理顺、受压，电极粘贴处应避开受压部位。

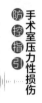
（三）常态化规范化管理

强化责任意识，保证患者安全，通过科学、规范的手术体位摆放，为患者创造安全、舒适的手术条件，是每位手术医护人员的义务。手术室护理人员应采用有效的评估手段、规范的体位摆放方法、同质化的预防措施、标准化的管理目标，不断探索、学习和研究，以持续改进手术室护理工作质量，为患者提供优质护理。

（唐炼　张琴文）

第二节
肝移植手术患者压力性损伤的
护理技巧

压力性损伤是指由于身体自身重力与接触面之间长时间处于压力状态，导致局部受力点处皮肤及皮下组织缺血缺氧、营养不良而出现皮肤或皮下更深层的组织坏死，表现为皮肤溃疡改变、周围红肿渗出、急性炎症改变等，轻者可表现为红肿疼痛，只涉及真皮层，重者可深达骨骼，周围组织血供差、组织坏死、脂肪液化，形成较深的溃疡创面。调查数据表明，肝移植患者因出血量较大、体表温度流失过快、手术时间较长等多种影响因素，加上长时间没有充分的营养补充，是压力性损伤的高危群体，如果不加以干预，则会增加后续的诊疗难度，影响治疗效果，延长患者住院的时间，更为严重的是会增加患者的痛苦程度，诱发感染，增加死亡率。因此，本节从压力性损伤的诱发因素入手，提出合理化的护理技巧和注意事项。

一、肝移植手术患者压力性损伤的诱发因素

（一）营养不良

受病情的影响，患者长期处于机体营养不佳的状态，加上肝功能减退，导致机体代谢紊乱、血清白蛋白合成障碍，最终发生严重且难以纠正的低蛋白血症，致使血浆渗透压降低，发生全身水肿，而随着水肿情况的加重，机体的皮肤抵抗力降低，增加承重部分的压力，诱发压力性损伤。调查数据显示，血清白蛋白<35 g/L时，患者压力性损伤的发生率是血清

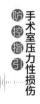
白蛋白正常群体的5倍。

（二）麻醉致保护性反射减弱或消失

麻醉是手术中的必要举措，就肝移植患者来讲，全身麻醉是常见手段，其虽然会使患者丧失知觉，规避术中的疼痛，但也会导致患者的肌肉张力减弱，各种保护性反射减弱或消失，使患者丧失自我保护和机体的协调能力，从而对外界刺激不能及时做出反应，增加压力性损伤风险。

（三）出血量大

肝移植手术中需要阻断肝动脉、门静脉以及下腔静脉，而这个措施会导致回心血量大幅度减少，使下腔静脉回流受阻，胃肠道、下肢、肾脏淤血，增加压力性损伤发生率。在肝脏全部切除过程中和门静脉开放后容易发生大出血，术中大量失血会导致蛋白质丢失和软组织毛细血管循环不良，是术中发生压力性损伤的高危因素。

（四）手术时间长

肝移植术中操作复杂，难度大，手术时间一般在8 h以上，并且不能更换体位，导致局部皮肤长期处于受压的状态，压力分布集中，尤其是在麻醉完毕后，身体和手术床之间的剪切力增加，导致局部皮肤组织的血液循环情况变差，增加压力性损伤发生的风险，其中以枕部、肩胛部、肘部、骶尾部、足跟部压力性损伤最为常见。

（五）低体温

无肝前期患者的肝功能受到严重损坏；无肝期新肝保存环境为0～4℃，血管吻合局部需要冰屑降温，门静脉受冷灌注的刺激，肝脏产热消失；新肝期门静脉受冷灌注的刺激；手术时间较长，大量冲洗液、静脉药物的输送，导致患者体表温度流失较快。加上肝移植的创面较大、机体产热较少、移植肝冷保存、体液蒸发、环境潮湿、冷灌注等作用，导致患者在术中易发生低体温情况，从而影响外周循环，减少受压处的血液供应，增加压力性损伤发生率。

（六）潮湿刺激

腹水是肝移植患者的主要临床表现，术中腹水量大、出血量多以及冲洗液的使用，使得手术床铺巾易湿润。如患者身体长时间处于潮湿环境，会导致皮肤软化及抵抗力降低，使皮肤保护屏障丧失作用，从而增加皮肤溃疡概率，并同时给细菌提供了生长、繁殖的有利场所，进一步加重压力性损伤的严重程度。

（七）其他

肝移植在中老年群体中多见。中老年人的血液流通速度减慢，心脏血管功能减退，皮肤弹性降低，尤其就老年群体而言，身体素质更为低下。患病期间患者负性情绪增加，致肾上腺素分泌增加、糖皮质激素和蛋白质合成抑制，更易发生血液循环障碍，从而增加压力性损伤的发生率，此外，一些血管活性药物也会导致外周血管收缩，加重缺血缺氧的程度，增加压力性损伤的发生率。

二、肝移植手术患者压力性损伤的护理技巧及注意事项

（一）营养干预

术前为患者制订科学的饮食计划，保证维生素、热量、蛋白质的摄入量，必要时可以通过静脉输送液体的形式，满足机体所需营养，尽可能纠正低蛋白血症，预防全身水肿。

（二）严格落实患者接诊评估和手术前后的交接工作

器官移植多为急诊手术，手术室护士无法保证术前访视到位，因此与病区护士做好患者的术前交接工作，及时沟通患者情况，是手术室护士提前了解患者基本情况、做好各项准备的必要前提。接诊时观察患者皮肤状态，使用手术室压力性损伤评估表，根据患者的年龄、体重指数、受力点皮肤、手术体位、术中施加力、预计手术时长、特殊因素等对手术患者进行全身评估。根据评估分值采取相应措施，进行手术室压力性损伤分级护理。手术结束后填写术后皮肤情况，并与病房护士做好患者的交接，交代术中受压部位，若病情允许，可采用与术中不同的体位，减轻术中受压部位的压力。

（三）降低受压部位的压力

研究显示，在9.3 kPa的压力下组织持续受压2 h就能引起压力性损伤。肝移植手术时间长，术中无法更换体位，因此原始体位的管理非常重要。

（1）利用合适的体位垫及敷料减压：患者的头枕部、肩胛部、肘部、骶尾部、足跟部等部位持续受压，因此术前做好降低受力点压力的措施非常重要。在手术床上可放置高分子体位垫，骶尾部放置一层较厚的减压海绵垫减轻术中压力，可利用"悬浮法"原理，对患者易受压的部位进行保护，为了减轻术中持续监测血压导致的压力，可在患者肢体与血压袖带接触的皮肤间用柔软、轻薄的敷料加以间隔，减轻皮肤压力。

（2）避免点对点接触，产生触底效应：妥善放置好各类仪器的导线，避免置于患者身体下。器械护士及时收回术中医生回传的手术器械，不能将器械放于患者身上。手术的器械台摆放至合适高度，勿压住患者下肢，术中手术人员不要倚靠患者和器械台，并注意患者足部不要覆盖过重的被褥。

（3）间歇解除压力：术中在病情及手术允许的情况下，征得术者及麻醉医生同意后每2 h轻抬患者受压部位，也可采用变动手术床角度，使手术床局部抬高或下降、左倾或右倾，角度一般为5°～15°，以达到间歇解除患者受压部位局部压力的目的。

（四）保持皮肤干燥

肝移植患者腹水、出血量大，做好液体防渗，保持床单干燥是预防压力性损伤的重要环节。在工作中做到"一贴二吸三换四涂"：在术野常规消毒铺巾时，将带口袋的或强吸收的专用手术巾粘贴于患者两侧肋缘下，系紧尾口；术中及时吸净液体，避免液体流至患者身体下方；如患者术野区域有潮湿的情况，及时更换敷料，保持床单位及患者皮肤干燥；于患者易受压的部位涂抹液体敷料，防止皮肤水分过度蒸发，可保持良好的皮肤弹性和柔软性。

（五）预防低体温

（1）全程体温管理。体温管理从病房开始，贯彻全程。在病房时注意给患者保暖，转运床提前预热后再转运患者。在手术过程中持续监测患者核心体温，使用保温措施将核心体温维持在36℃以上是预防压力性损伤非常重要的措施。

（2）保持手术室温度范围为21～25℃。根据手术不同时段及时调节温度，在接送患者进入手术室前30 min先预热手术床，将手术室房间温度调为25℃，术中控制好室内的湿度，根据需要可将手术间温度调于21～25℃，手术开始缝合时，再次将室温调至25℃。

（3）术中使用冲洗液和输注液体时进行预加温，将液体加温仪温度调为37℃。无肝期4℃保存的供肝置于腹腔内和门静脉开放后一部分血液进入冷灌注后的肝脏中会带走大量热量，因此肝复温时需要用大量的热水冲洗腹腔，需要全程密切关注患者核心体温恢复情况，避免体表温度流失较快，造成血液流通不畅。

（4）使用加温毯，术中遮盖不必要裸露的部位，加温毯温度根据患者

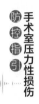

的核心温度调为38～42℃。

（六）心理疏导、健康教育

在围手术期间，护理人员需要强化患者的心理疏导和健康教育，使患者情绪保持平稳状态，并且使患者明确肝移植期间的注意事项以及需要配合的工作，同时规避不良情绪所致的应激反应，以免增加压力性损伤的发生风险。

（王韶莉　肖慧敏　刘雪莲）

第三节
神经外科手术患者压力性损伤的
预防及注意事项

神经外科手术部位较深，神经、血管解剖关系复杂，手术视野狭窄，手术操作较精细，手术难度大，手术时间长，且颅内肿瘤切除术大多数需要在显微镜下进行，对手术体位稳定性要求极高，患者身体轻微晃动都会传递到术野，导致操作意外，破坏正常脑组织结构，损伤颅内神经、血管等严重后果。根据手术部位选择正确的手术体位，不仅能更好地暴露手术视野，方便医生精细操作，缩短手术时间，还可减少手术相关并发症的发生。手术体位摆放不当，可直接影响手术部位显露、颅内压、血流动力学，甚至手术效果，同时增加了术中压力性损伤发生的风险。为保证手术顺利进行，避免体位摆放不当造成的不良影响，规范的体位摆放、正确的手术体位护理，是手术室护士的一项重要工作，体现出神经外科手术护理专科水平。

一、神经外科手术特点与压力性损伤护理难点

（一）手术难度大

神经外科手术是治疗中枢神经系统、颅内血管病变的一种手段，而中枢神经系统的神经、血管、淋巴丰富，是人体的运动、感觉、触觉、视觉、听觉中枢，解剖关系复杂，稍有不慎，便会造成神经血管损伤，产生严重后果。

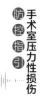

（二）手术时间长

因颅脑解剖关系复杂，手术操作要求高，手术时间较长，尤其是桥小脑角区、脑干区开颅手术，开颅手术时间都在4 h以上。有研究表明，在接受4 h或更长时间手术的患者中，4 h以上每超过30 min，发生压力性损伤的风险就会增加1/3。而侧卧位、侧俯卧位属于神经外科较为常用的手术体位，身体与床面接触呈点状，受力面积小，压力集中，改变角度时剪切力加大，如果体位摆放不当、预防措施不到位，则极易产生术中压力性损伤。

（三）手术操作精

由于神经外科手术视野窄，神经、血管解剖关系复杂，切除肿瘤组织难度大，为了达到更好的手术效果，神经外科手术主要在显微镜、神经内镜、脑室镜等仪器辅助下进行手术操作，术中导航对手术部位深及体积小的肿瘤进行准确定位，人工智能机器人立体定位术中取活检确定肿瘤性质，人工智能机械臂为神经内镜手术提供了清晰且稳定的图像，术中磁共振检查、B超检查确定恶性肿瘤的边界，以此达到肿瘤全切的目的，以期延长恶性肿瘤患者的术后生存时间。精细的手术操作，延长了手术时间；术中患者常采用侧卧位，受力面积较小，受压时间长；神经外科手术出血量较多，均极大增加了压力性损伤发生的概率。

（四）低体温发生率高

神经外科手术患者手术时间长、风险大，是低体温等相关手术并发症的高危人群。手术患者术中低体温会导致压力性损伤、心血管不良事件、手术切开感染风险增加，术中维持手术室温度为21～25℃，根据手术不同时段及时调节温度。手术过程中使用充气式暖风机、液体加温装置等保暖措施，可有效预防低体温的发生。

（五）手术体位要求高

标准手术体位要求使患者舒适、安全、无并发症，符合解剖位和功能位，方便手术医生术中操作，便于麻醉医生术中观察患者，维持患者正常的呼吸、循环功能，避免和减少对重要结构的压迫和牵拉。神经外科手术体位摆放应最大限度地利用脑重力下垂作用来增加手术入路的显露，从而减少对脑组织的牵拉，同时充分考虑体位对颅内压、脑血流和呼吸的影响，避免过度扭转颈部发生静脉回流和通气障碍等情况，并防止颈部关节神经损伤。

（六）并发症预防难度大

由于颅脑解剖结构的特殊性，手术时间往往较长，患者容易出现并发症，如周围神经损伤、皮肤压力性损伤，以及因体位因素导致循环功能受到影响等。术中由于强迫体位，受压处的皮肤及组织不能及时解除压迫促进血液循环，预防术中压力性损伤成为神经外科手术的最大难点。手术中压力性损伤是一种严重的急性损伤，多发生于手术结束至术后72 h内，因此，手术室压力性损伤的预防至关重要。

二、注意事项

（一）仰卧位

1. 摆放要求

仰卧位可以暴露幕上区域、鞍区，适用于如冠状开颅、额颞、额顶开颅、翼点入路、神经内镜经蝶、显微镜经蝶等手术。对头部位置与摆放角度要求均有不同。冠状开颅、额颞、额顶开颅需将头部抬高到高于心脏水平20 cm处，此时气管插管移位风险最小；但是当抬起高度超过30 cm的时候，会增加空气栓塞的危险。翼点入路要求患者仰卧，头偏向对侧30°，颈部伸向下，使颧弓位于最高点。

2. 护理要点

（1）头架使用方法：神经外科头架的应用可以将患者的头部与手术台牢固、安全地连接起来。在保证患者舒适、安全的基础上，更有利于术野的暴露，降低手术难度。根据不同手术入路，通过转动头部角度以达到充分暴露术野的要求。头部侧偏角度＞45°时，需垫高同侧肩部防止颈静脉回流受阻。

（2）耳部护理：选择合适型号防水的泡沫敷料贴住外耳，既可以避免外耳道皮肤被消毒液烧伤，也可避免长时间压迫造成外耳道压力性损伤。敷料贴剪成两片保护受压侧耳廓，并用透明敷料固定（见图7-3-1～图7-3-3）。

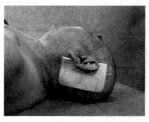 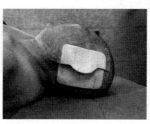 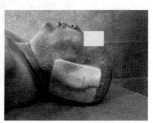

图7-3-1　贴于耳廓下方　　图7-3-2　贴于耳廓上方　　图7-3-3　透明敷料固定

（3）眼部护理：术中提醒手术医生，开颅时动作要轻柔，眼球受压可造成视网膜受压，从而有失明的风险。

（4）骶尾部皮肤护理：骶尾皮肤是仰卧位最容易发生手术室压力性损伤的部位之一，护理方法为在骶尾处垫50 cm×50 cm的凝胶垫，涂抹少量薄层液体敷料，两侧臀部皮肤舒展，避免两侧臀部皮肤挤压，减小了术中受压部位的剪切力及摩擦力，对于预防骶尾部术中压力性损伤的发生具有良好的效果。术毕凝胶垫应使用卡瓦布清洁擦拭后再用清水擦拭晾干，保持凝胶垫的清洁，避免老化。

（6）足跟部皮肤护理：在患者足跟部垫足跟垫，术中每2 h轻抬足跟以变换足跟受压点，避免受压。

（7）做好交接班：及时、准确地记录患者皮肤情况，并与恢复室护士、病房护士做好交接，避免术后继续受压。

（二）侧卧、侧俯卧位

1. 摆放要求

侧卧位是神经外科手术常用的体位之一，适用于桥小脑角、顶枕部、后颅窝、颈枕交界区等病变切除术。侧俯卧位主要用于后颅凹开颅（包括小脑、第四脑室、脑干等部位）。

2. 护理要点

（1）预防皮肤压力性损伤。

①侧卧手术时，患者着力点都在一侧。而受力的部位是骨隆突处，应根据患者高矮、胖瘦选择合适的胸垫，胸垫距腋下10 cm，以足够支撑胸廓，减少上臂压力，防止损伤臂丛神经，受压侧肋缘可贴泡沫敷料贴。

②凝胶垫、液体敷料及泡沫敷料的应用。受压侧髂骨处垫50 cm×50 cm凝胶垫，髂骨处皮肤涂抹液体敷料并粘贴泡沫敷料，侧卧后将髂骨处皮肤抬高再轻轻落下，避免拖拽时皮肤产生皱褶，从而减轻受压部位的压力和剪切力。

（2）约束带固定。

①肩部约束：受压（健侧）上臂自然伸直，置于托手架上，腕部使用棉垫、软垫垫起。患侧上臂使用约束带自然放于身体一侧。因肩峰面积太小，受力点局部能耐受的压力有限，使用棉垫、泡沫敷料衬于约束带下，增大受力面积，减少压力。约束带向手术床两侧牵拉，角度应<30°。提醒医生不要过分牵拉肩部，以约束后可以容纳一横指为宜，避免损伤臂丛神经（图7-3-4、图7-3-5）。

②肢体与关节要固定牢固，

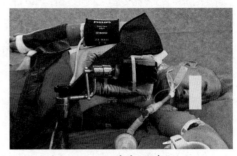

图7-3-4　肩部约束正面

约束髋部、小腿，以保证术中调节手术床时不会出现肢体下滑现象。

③在受压侧腓骨小头处给予软垫保护，避免损伤腓总神经。

（3）关注气道压：侧俯卧位安置头架时，手术医生为了充分暴露术野，有时会将患者头部过度旋转，导

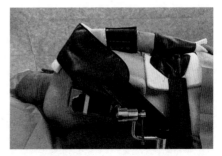

图7-3-5　肩部约束背面

致下颌贴和胸骨过紧。如发现气道压力比术前明显增高，提示静脉回流不畅，应及时调整头架位置，避免头部过度内旋。下颌及胸骨皮肤贴合度，以容纳一指为宜。

（三）俯卧位

1. 摆放要求

俯卧位适用于各段椎板、需要脊柱内固定的脊髓肿瘤手术、枕部肿瘤手术等。俯卧位时，额部、下颌处、双侧颧骨、两侧肋骨、髂前上棘、膝关节、胫骨前侧等处为主要受力点。身体的全部重量都集中在这些部位，使较小的面积承受较大的压强，且这些部位为骨隆突处或肌肉、脂肪较薄之处，因此受压时间长，易形成手术室压力性损伤。

2. 护理要点

（1）眼部及面颊保护。压力引起的额头和颧骨局部受压产生的压力性损伤是俯卧位并发症之一。将头部置于凝胶托内，前额、下颌和双侧颧骨为受压点，双眼保持悬空不受压状态。前额、下颌和双侧颧骨处皮肤涂抹液体敷料并粘贴泡沫敷料，减轻压力和摩擦力。

（2）术中间断减压。根据风险评估等级，每30 min～2 h减压1次。手法为左手抬下颌，右手抬额部，轻轻抬起，注意头部不要过度后仰，避免颈髓损伤。

（3）胸部皮肤保护。应使用高分子体位垫；或根据患者高矮、胖瘦

裁剪一张手术膜，上至双侧锁骨下，下至双侧肋缘，两侧至腋中线，将手术膜贴于患者胸前，相当于给皮肤加了一层皮肤保护膜，同时涂抹液体敷料，由于液体敷料的润滑作用减小了剪切力，从而有效降低了压力性损伤的发生率。

（4）女性乳房及男性外生殖器保护。

①女性乳房，双手涂抹液体敷料，用手掌轻轻将乳房推送入胸内侧，乳房腺体脆弱，避免垂直压迫乳房造成损伤。

②男性外生殖器，将双侧髂骨放置于高分子体位垫上，保持男性外生殖器悬空，避免阴茎水肿。

（5）避免颈髓损伤。全麻后颈椎失去正常的生理反射，摆放俯卧位时要进行轴位翻身，翻身过程中不要过度旋转头部，避免颈髓损伤。

（6）术中调整手术床角度、变换体位。

①调整前后应告知手术医生与麻醉医生。调节床时，巡回护士再次确认术野内没有任何手术器械才可调床，调整后巡回护士提醒麻醉医生查看气管插管有无脱落情况。

②手术床侧倾角度应≤30°，不能过度调节，并妥善固定患者，避免患者肢体移动时滑落影响术者手术操作。

③调整手术床角度后应重新评估患者肢体受力情况，适当调整肩部约束带牵拉力，防止肢体过度牵拉，保持患者最大舒适度。

④调整过程中应与麻醉医生一起同时检查气管插管、输液管路、尿管是否有脱落的风险。

神经外科是一门高、精、尖的学科，手术专业性强，疾病种类复杂，随着神经外科领域的不断扩大、高精技术的应用、精准医疗的发展，对手术室护理工作的要求也不断提升。为保证手术顺利进行、避免因体位摆放不当而造成的不良影响，正确的手术体位安置尤为重要。手术体位安置是手术护理的一项重要工作环节，也是手术室护士的基本功。

（焦红玲　王伟　张春花）

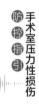

小儿手术患者压力性损伤的护理技巧及注意事项

小儿手术中，由于患儿年龄较小，皮肤娇嫩，角质层薄，术中静置于相对较硬的支撑面上，且麻醉作用下无法感知到压力和剪切力所致的疼痛，无法通过改变体位来缓解压力，因而术中容易发生压力性损伤，影响术后康复，因此对小儿手术患者手术室压力性损伤发生因素的评估及预防十分重要。同时，在明确压力性损伤发生的危险因素后给予针对性护理措施，是有效预防压力性损伤的前提。

一、小儿手术患者特点与压力性损伤护理难点

（一）皮肤角质层较薄

儿童皮下血管丰富、汗腺分泌旺盛，皮肤角质层较薄，仅为成人皮肤的1/10，易被外物渗透和由于摩擦受损。术中血液、体液或冲洗液都会造成受压部位的皮肤潮湿，皮肤潮湿会削弱皮肤角质层的屏障作用，造成局部皮肤水肿，有害物质易于通过皮肤进入体内且极易导致细菌繁殖，使上皮组织更容易受到损伤，从而导致压力性损伤的发生。

（二）器官功能不成熟

小儿手术患者器官仍处在发育状态，防御功能低下，胃肠功能发育不成熟，易发生消化功能紊乱及营养缺乏，加之免疫功能发育不完善、对外界环境适应能力差、免疫功能低下、防御能力低下，使身体易受外界环境的侵害。

（三）个体化差异

儿童处于生长发育的高峰期，且儿童个体生长发育亦具备个性化特点。

比如由于小儿喂养方式和摄入营养量的不同，小儿体重个体差异很大。体重过重会导致受压部位压力和摩擦力过大，而体重过轻则会导致皮下无脂肪组织保护，这些因素都会增加手术室压力性损伤的发生概率。

（四）麻醉药物

由于绝大多数患儿不能主动配合手术，必须采取全身麻醉，麻醉药物对神经传导具有阻滞作用，主要体现在血流动力学改变和感觉运动功能受限，导致机体自主调节作用丧失，外周血管扩张，使无氧代谢产物积聚增加，无法及时排出，易导致手术室压力性损伤的发生。此外，由于麻醉药物影响，患儿感觉与运动阻滞分离较明显，导致其感觉迟钝或暂时不能感觉身体不适，加之镇痛泵中麻醉药的作用，使患儿易入睡，翻身、活动次数减少。

（五）体位工具局限

目前市场上针对小儿手术患者的体位工具甚少，限制了体位摆放的有效性，无法实现针对不同患儿的"量身定制"。

二、注意事项

（一）围手术期评估

1. 术前评估

2009年，NPUAP在指导意见中明确提出应对"高危因素，高危人群，高发部位"进行评估预测，通常对手术患者需严格进行术前访视。在进行术前访视时运用"Braden-Q评分表"对小儿手术患者予以专业评估，内容包含营养、移动、活动、潮湿、感知觉、剪切力及摩擦力，所得评分≤13分或预计仰卧位手术时间≥4 h，特殊体位手术时间≥2 h时，须告知患儿家属压力性损伤风险，讲解压力性损伤相关知识与注意事项，以取得家属的理解与信任，签署"压力性损伤风险告知书"。

2. 术中评估

注意定时观察患儿麻醉方式、体温、血压、皮肤颜色及潮湿程度、移动情况、约束带松紧、体位变化等，及时发现压力性损伤的危险因素，并将评估结果填写在术中巡查表中，及时处理风险因素。

3. 术后评估

术后须立即检查全身皮肤尤其是受压部位皮肤，并进行Braden-Q压力性损伤危险因素评估，严格执行手术患者面对面全身皮肤检查与交接，确认手术患者情况并签名。Braden-Q压力性损伤危险因素评估评分≤13分时应及时上报，并执行每日评估，班班交接，追踪压力性损伤发展情况及其后续治疗，直至痊愈。

（二）术中术后特殊预防

1. 保温

有研究发现，体温每升高1℃，机体新陈代谢率与氧气的利用率会增加10%。组织持续受压造成缺血、缺氧和营养物质供应不足的情况，增加了压力性损伤的易感性。体温偏低时，身体"关闭"外围循环，导致皮肤受压区域血供进一步减少，更易导致压力性损伤发生，因此围手术期的保温措施十分必要。术前30 min将室温调至24℃左右，湿度50%～60%，在手术床上开启热风毯装置。患儿入室后立即从保温箱中取出已经加温的棉被为患儿加盖，使用无创体温监测系统实时监测患儿体温，动态调整热风毯的设定温度，保持患儿正常体温，在冲洗胸腹腔时使用温热冲洗液，可有效保证血液循环。

2. 体位管理

由于不同年龄段患儿体型差异较大，巡回护士在进行术前访视时须详细评估患儿的年龄、体型、术式等，以选取形状、大小合适的体位垫。摆放体位前先检查体位垫的外形及功能是否完好，用消毒湿巾擦拭消毒或使用清洁包布包裹。必要时在体位垫上方铺上合适型号的凝胶垫。

（1）仰卧位（图7-4-1）。

①头部垫一个3 cm厚的方形凝胶垫，头和颈椎处于水平中立位置。

②颈肩垫高，头稍后仰，保持呼吸道通畅。

③上肢掌心朝向身体两侧，肘部微曲，远端关节略高于近端关节，有利于上肢肌肉韧带放松和静脉回流；非手术部位肢体下可放置大小合适的凹槽凝胶垫，并用纱布或约束带固定。若无合适的体位垫亦可使用棉垫保护关节隆突部位。

④肩关节外展不超过90°，以免损伤臂丛神经。

⑤双膝盖下垫软枕，确保腘窝处完全与软枕接触，防止腘窝的悬空，足跟处垫足跟垫。

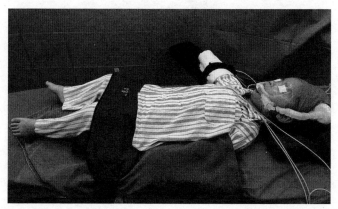

图7-4-1　仰卧位

（2）俯卧位（图7-4-2）。

①根据患儿的头围大小选用合适的U形头托或头架，将患儿头部俯贴

于U形头托或头架上，摆放时注意避免眼睛受压。

②将患儿上肢置于身体两侧，压手单妥善固定。

③双侧胸部至髂部垫一长软枕支撑，将患儿胸腹部托起呈悬空状态，以免影响呼吸，同时避免因压迫致下腔静脉回流不畅而引起低血压。

④双膝关节屈曲20°，垫软垫，双小腿置于斜形海绵凹槽垫上，踝部背曲，与膝关节成20°，足趾悬空。

⑤使用加温毯，选择合适型号的加温毯盖于患儿身上。

⑥摆放过程中注意患儿保暖，保持肢体功能位。

⑦注意保护眼、耳，避免受压；尤其注意保护男性患儿的外生殖器，避免受压；足部要保持悬空，避免足趾受压。

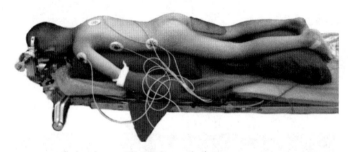

图7-4-2　俯卧位

（3）侧卧位（图7-4-3）。

①将患儿置于侧卧位，头部垫软枕，注意保护耳廓勿受压。双手臂向前伸展置于小型双层托手架或侧卧位垫上；小婴儿可在下方肢体垫凹槽垫，中间垫一小软枕，上方肢体置于软枕上，用纱布或约束带等固定。

②腋下选用型号合适的胸垫，注意腋下留两指悬空，避免直接压迫腋窝损伤腋神经。

③胸背部两侧的中单下各垫一沙袋以固定躯干。根据术式选用带软垫的前后挡板固定背、髂部。若为肾脏手术则根据需要摇腰桥并使用约束带和宽胶布进行固定。下腿弯曲90°，上腿伸直，两膝及双腿间垫一长软枕，

并用约束带将双下肢及长软垫一并固定。

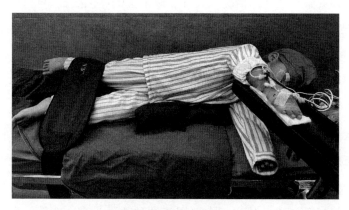

图7-4-3 侧卧位

（4）截石位（图7-4-4）。

①需要的体位用具为麻醉头架、约束带、软垫或纸尿片。

②约束带缠绕在患儿下肢，固定于调好高度的麻醉头架上，在约束带上衬以适当的软垫或纸尿片。

③将臀垫置于患儿骶尾部，也可将纸尿片加80～100 mL水充盈后垫于患儿骶尾部下面。

④通过调整约束带在麻醉头架的位置来调节手术所需要的角度，双下肢外展不得超过90°。

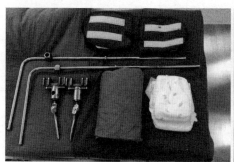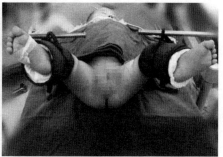

图7-4-4 截石位

⑤可以将＜3岁的患儿双上肢做"投降式"姿势，以便更换血氧饱和探头的位置和观察补液肢体情况。头部、躯干部的体位摆放参照仰卧位。

3. 支撑面管理

因小儿皮肤的特殊性，有条件的医院可使用可塑形和高顺应性、可固形及适用于多种解剖部位的流体体位垫，以实现针对不同患儿体位的量身定制。在摆放体位之前注意先抚平流体体位垫，并用消毒湿巾擦拭消毒。也可在摆放体位前涂抹液体敷料，现临床常用的一种新型液体敷料中含有丰富的亚麻酸和脂肪酸亚油酸，能够在涂抹区域形成保护膜，避免受压部位皮肤受到损伤；在摆放体位时尽量使体位垫和身体无缝接触，增加接触面积，减轻局部压力，使得压力性损伤的预防更为安全有效。在骨隆突部位联合使用泡沫敷料、液体敷料预防效果更佳。

4. 术中巡察

手术开始2 h后每小时定时巡视观察受压部位皮肤颜色、温度的变化；随时查看体位垫是否移动，患儿身下床单是否潮湿，及时了解患儿的皮肤受压情况；对有胃管的患儿，应防止胃管脱出，以免胃液流出刺激皮肤；检查约束带的松紧度，并在用约束带时衬以适当的软垫或纸尿片；动态监测，及时发现并处理异常。

5. 术中配合

Fred等研究表明，手术患者局部组织低灌注状态与手术时间呈正相关，手术时间超过3 h，手术室压力性损伤发生率可达8.5%或更高；超过4 h，手术室压力性损伤发生率高达 21.2%，且每延长30 min压力性损伤发生风险增加33%。流畅的手术配合可以有效控制手术时间，进而降低压力性损伤的发生风险。

（刘佩珍　舒丽丽　张美雪）

心脏手术患者压力性损伤的预防技巧及注意事项

手术室压力性损伤的发生率是评价手术室护理质量的重要指标，随着当前医疗技术的不断发展，心脏手术量逐渐增加，心脏手术大多采用心内直视下的开胸手术，而体外循环、低体温、心脏停搏状态、术中低血压、术中失血量大、手术时间长、特殊体位长时间制动等心脏直视手术的特点成了压力性损伤发生的高危因素。Schoonhoven等进行的一项研究显示，心血管手术患者发生手术室压力性损伤的概率最高为48.1%，这一结果对如何针对心脏手术患者的特点采取特殊的预防压力性损伤护理措施，以降低心脏手术的压力性损伤发生率提出了更高的要求。

一、心脏手术患者特点与压力性损伤护理难点

（一）年龄跨度大

心脏病患者可以是刚出生的婴儿，也可以是＞80岁的老年人。由于小儿及老年人的皮肤特殊性，手术室压力性损伤的发生率容易增加。小儿的皮肤表皮是单层细胞，真皮中胶原纤维少，缺乏弹性，脂肪层薄弱，很容易被外物渗透和因摩擦受损，同时温度调节的能力较差，皮肤结缔组织中富含基质，含水量高，容易发生炎症性水肿。老年人皮下脂肪和皮脂腺减少，表皮细胞再生缓慢，皮肤的营养供给不足和功能减退，血液循环不良等易导致压力性损伤的发生。

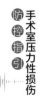

（二）手术时间长

复杂先天性心脏病手术、瓣膜置换、冠状动脉旁路移植手术时间一般＞4 h，主动脉夹层手术往往＞6 h，甚至更长时间。研究显示，在9.3 kPa压力下组织持续受压2 h以上，就能引起压力性损伤。手术时间＞2.5 h成为引起压力性损伤的危险因素；手术时间＞4 h，压力性损伤的发生率可高达25%，且手术每延长30 min，压力性损伤的发生风险增加33%。手术持续时间越长，局部受压组织处于低灌注或缺血状态的时间越长，手术室压力性损伤发生风险越高。

（三）术中低血压

心脏手术术中失血量大，由于循环血量不足等原因，术中容易发生低血压，而时间较长的低血压会引起组织灌注不足，可降低组织对缺血、缺氧的耐受能力，加重组织损伤。

（四）大剂量血管活性药物的使用

心脏手术术中及术后由于循环不稳定、血压低、心排血量不足、外周循环阻力大等因素，常需使用大剂量血管活性药物，包括缩血管药物和扩血管药物。缩血管药物主要通过收缩血管升高血压，增加心排血量，降低肺体动脉阻力，改善心功能；扩血管药物通过扩张动静脉毛细血管起降低血压、减轻心脏前后负荷、改善微循环的作用。大剂量血管活性药物受体效应可引起外周组织血管收缩，进一步加重受压部位缺血、缺氧，使无氧代谢产物不能及时排出，导致压力性损伤发生。

（五）深低温体外循环

由于体外循环开始后，常需将患者体温降到30℃以下，体外循环转流过程中的低温使肌肉、皮肤功能受到抑制，组织将得不到有效灌注；受压部位表皮温度降低程度越大，损伤率越高，尤其是主动脉夹层手术采用深低温体循环技术，需将体温降至16～20℃，则进一步加重对皮肤的影响。

（六）加温毯的使用

由于心脏手术过程需在低温或深低温下进行，术毕前常需使用加温毯进行复温，复温时体温升高引起受压组织高代谢需求，需氧量增加，体温每升高1℃，组织代谢和氧耗增高10%，且皮肤组织因手术时间长持续受压造成缺血、缺氧和营养物质供应不足的情况，大大增加压力性损伤的易感性。

（七）体重指数高

主动脉夹层患者起病凶险，死亡率高，大部分患者需进行急诊手术。而体重指数＞28的主动脉夹层肥胖患者占大多数。肥胖患者由于肌肉、脂肪的体积增加过快，真皮的弹力纤维被拉断，皮下脂肪组织发生变化，有研究表明，皮下脂肪组织的变化使皮肤抗压能力减弱。而肥胖的患者受压部位承受的压力更大，局部压强高，组织压迫，缺血缺氧损害发生风险较高，极易发生压力性损伤。

二、注意事项

（一）围手术期评估

1. 术前评估

NPUAP指导意见中明确提出应对"高危因素，高危人群，高发部位"进行评估预测，通常需对手术患者进行严格的术前访视。访视时采用魏革研制的手术患者压疮风险因素评估表，对患者年龄、体重指数、受压点皮肤、手术体位、预计术中施加的外力、手术时间及其他水肿、控制性降压、低温麻醉等方面进行评估打分，分值＜10分为低风险，10～11分为中风险，≥12分为高风险。

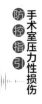

2. 术中评估

注意及时观察患者身体状态、麻醉类型、体温、低血压、潮湿程度、移动情况、体位等，及时发现压力性损伤的危险因素，如骨隆突部位的长时间受压，皮肤潮湿，循环灌注不足，术中低体温，皮肤颜色温度改变，末梢血运减少，约束带松紧，手术时间过长等，并做到及时处理。

3. 术后评估

心脏手术术后须严格执行面对面手术患者受压皮肤交流，确认并签名。若无法进行当面交接时，应采用通信工具或图片留存，术后应立即进行压力性损伤危险因素评估，采用Braden压力性损伤危险评估量表，≤12分时应在24 h内上报风险评估系统，并执行每日评估，班班交接。

（二）术中术后特殊预防

1. 保暖

心脏手术在低温或深低温下进行，入手术室后需加盖棉被防止着凉。术前应主动将室温调节至21～25℃，可延至23～25℃，应用加温毯加温至39～41℃或加用暖风机，采用以上措施进行保温预热30～60 min。如术中需使用冰帽，需有效保护两耳，防止冻伤。

2. 支撑面管理

心脏手术的手术体位一般为平卧位，应在头枕部、骶尾部、双足跟放置凝胶垫。禁用热水袋或使用盐水袋替代体位垫。评估高危风险的患者，可采用多层软硅酮泡沫敷料对骶尾部、足跟或耳廓等受压部位进行保护性预防，侧开胸时需对腋下关节部位加强保护。

3. 体位管理

摆放体位时，应尽量避免长时间摇高床头＞30°体位、半卧位和90°的侧卧位。防止颈部过度扭曲，牵拉臂丛神经引起损伤。上肢固定不宜过紧，预防骨-筋膜室综合征。

（1）仰卧位：适用于所有心内直视手术患者。具体要求为：①头部置头枕并处于中立位置；头部高度适宜，头和颈椎处于中立位。②胸部应垫高30°，以便充分暴露术野。③上肢掌心朝向身体两侧，肘部微曲；远端关节高于近端关节，并用约束带固定。④肩关节外展不超过90°。⑤骶尾部垫医用高分子体位垫，保持垫单平整无皱褶。⑥避免将身体任何部位直接接触手术床金属部分，以免发生电灼伤。具体如图7-5-1所示。

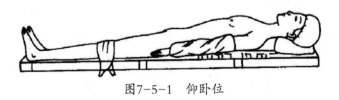

图7-5-1 仰卧位

（2）侧卧位：适用于胸腔镜下手术或动脉导管未闭单纯结扎、胸腹主动脉人工血管置换的患者。具体要求为：①患者脊椎在一条水平线上，注意脊椎生理弯曲有无变形，下肢肢体及腋窝处是否悬空；②距腋窝10 cm处垫胸垫；③术侧上肢屈曲呈抱球状，置于可调节托手架上；④背侧用挡板固定骶尾部（距离术野至少15 cm），腹侧用固定挡板支持趾骨联合，共同维持患者呈90°侧卧；⑤双下肢约45°自然屈曲，前后分开放置，保持两腿呈跑步时姿态屈曲位，两腿间用支撑垫承托上部下肢，腿部用约束带固定。具体如图7-5-2所示。

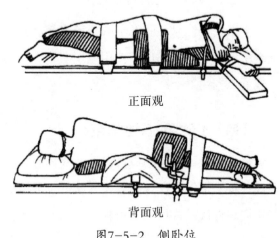

正面观

背面观

图7-5-2 侧卧位

4. 术中配合

医护应配合默契，尽量缩短手术时间，确保患者在体外循环期间的生命体征平稳，尤其在转机之前，更要维持有效灌注压，将平均动脉压和中心静脉压维持在正常范围内。

5. 电刀使用

心脏手术中需要用到电刀，尤其在止血过程中，电刀使用更加频繁，负极片应选择肌肉丰富，皮肤完整的部位粘贴，暂停使用时需将电刀放置在电刀盒里，防止电灼伤。

6. 体温管理

体外循环手术中的输注液体及术中冲洗液应加温至37℃；输血时应将血袋放入37℃的水中复温后再输入，以免降低患者的体温。体外循环复温时应缓慢，血温与体温温差不应超过10℃。

7. 及时翻身

心脏手术后循环不稳定时，可采取小角度翻身，局部按摩或采用气垫床定时冲放气的办法，缓解局部皮肤受压情况。

（三）专科预防流程常态化

手术室应针对不同类型的手术患者制订压力性损伤预防的措施，并根据术中患者的受压部位，使用减压敷料，以图片展示和模拟操作的形式统一规范。

（四）手术体位管理规范化

妥善的原始体位摆放可以有效降低心脏手术患者手术室压力性损伤的形成。将手术体位摆放内容作为新护士分层级核心能力模块的具体要求进行培训与考核，合格者方可独立上岗，对于特殊体位的摆放，及时形成科室规范。

（五）评估工具应用程序化

在预防手术室压力性损伤护理过程中，预见性是第一位的。手术室护理人员应严格掌握所有评估工具的标准并灵活运用，不断提高团队预测风险的意识与能力。

（六）专项质量管理目标化

护士长或质量组长应每天进行全面评估和检查督导各项措施落实情况，包括术前、术中、术后，确保无缝链接。检查无特殊时打"√"，有问题则在相应项目记录，并签名，每月进行讲评和持续质量改进，对疑难重点问题可成立品管圈或专项小组进行质量改善。对出现手术室压力性损伤的患者，应与临床科室进行严格交接与跟踪。伤口管理小组每周跟踪1～2次，并签名。

（梁爱琼　谢庆　徐红秀）

压力性损伤护理病例库

护理病例库来源于临床工作的实际案例，同时也可用于指导临床工作。一个目标明确、案例典型、图文并茂的手术室压力性损伤防控病例库，能为专科护理教学、专科技能考核、护理质量改进、护理用具创新提供完整、系统、可靠的临床资料。

一、收集资料

1. 设计病例资料记录表

使用围手术期手术患者压力性损伤防护记录表（表7-6-1）收集患者手术信息、手术室压力性损伤防控行为、术后皮肤情况、皮肤跟踪与护理总结等。

表7-6-1　围手术期手术患者压力性损伤防护记录表

手术日期：×××× 年 × 月 ×× 日　　　　　　　　　巡回护士：×××

<table>
<tr><td rowspan="2">患者信息</td><td>科室：</td><td>姓名：</td><td>性别：□男
　　　□女</td><td>ID号：</td><td>年龄： 岁</td><td>床号：</td></tr>
<tr><td colspan="2">术前诊断：</td><td colspan="2">手术名称：</td><td colspan="2">麻醉/体位：</td></tr>
<tr><td rowspan="3">基本情况</td><td colspan="2">术前皮肤状况：□完整
　　　　　　　□其他</td><td>体重： kg</td><td>身高： cm</td><td colspan="2">体重指数</td></tr>
<tr><td>血红蛋白：</td><td>白蛋白：</td><td colspan="2">总蛋白：</td><td colspan="2">凝血酶原时间：</td></tr>
<tr><td colspan="2">营养状况：□重度　□不足
　　　　　□适当　□良好</td><td colspan="4">移动能力：□完全受限　　□严重受限
　　　　　□轻度受限　　□不受限</td></tr>
</table>

（续表）

基本情况	（1）主诉： （2）现病史： （3）查体：				
术程	入室时间：	摆放体位时间：	体位结束时间：	出室时间：	体位时长：
术前风险评估	年龄	□≤49岁　1分　□50～64岁　2分　□65～79岁　3分 □≥80岁　4分				
	体重指数	□18.5～23.9　1分 □>17.5且<18.5/24～27.9　2分 □16～17.5/28～40　3分 □<16/>40　4分				
	受力点皮肤	□完整　1分　□红斑　2分　□瘀斑/水疱　3分 □破损　4分				
	手术体位	□仰卧位　1分　□侧卧位　1分　□局麻俯卧位　2分 □全麻俯卧位　4分				
	术中施加力	□无　1分　□摩擦力/剪切力　2分　□冲击力　3分 □合力　4分				
	预计时间	□<3 h　1分　□3～<4 h　2分　□4～<5 h　3分 □≥5 h　4分				
	特殊因素	①全麻俯卧位手术患者的面部皮肤：菲薄、浮肿、消瘦，加2分。②控制性降压、低温麻醉，加3分。③其他情况（如休克、水肿、严重创伤）酌情加1～4分				
	评估结果	属发生压力性损伤：□高度危险人群　□非常危险人群		评估得分		
体位摆放	（1）使用的体位垫。 （2）使用预防性敷料。 （3）体位摆放流程。				

①	②	③
④	⑤	⑥

（续表）

体位摆放	（4）摆放体位后（图）					
	（部位）：			（部位）：		
	（部位）：			（部位）：		
体温管理						
术中压力解除	时间	第1次		第2次		第3次

术中压力解除	时间	第1次		第2次		第3次		第4次		第5次	
		解除时间	持续时间	解除时间	持续时间	解除时间	持续时间	解除时间	持续时间	解除时间	持续时间
	颜面部										
	膝										
	小腿										

结局	□完整　□压红　□压力性损伤 说明：

术后皮肤情况	（受压部位）：	（受压部位）：	（受压部位）：	（受压部位）：
	（受压部位）：	（受压部位）：	（受压部位）：	（受压部位）：

（续表）

术后跟踪	
护理评价	

2. 病例库纳入病例要求

手术室压力性损伤极高风险人群等新、稀、奇、特病例，如重度脊柱畸形手术患者等。

3. 确定病例收集对象

压力性损伤防控小组在术前1日初步评估术日所有手术患者，罗列出术日压力性损伤高风险患者名单。巡回护士在术前访视时，评估手术患者压力性损伤风险，将评分为极高风险区值的患者报告护士长后，由护士长确定病例库收集人群。

二、资料整理

（1）巡回护士收到完成病例收集指令后，按表格条目完善表格内容，并拍摄手术体位摆放照片、术后受压部位皮肤照片。

（2）手术室压力性损伤防控小组成员协助巡回护士完成照片上传、资料标准化完善等资料整理工作（表7-6-2）。资料收集完毕，由组长或负责人编入病例库。

表7-6-2 围手术期手术患者压力性损伤防护记录表

手术日期：×××年×月××日　　　　　　　巡回护士：×××

<table>
<tr>
<td rowspan="3">患者信息</td>
<td colspan="2">科室：神经外科</td>
<td>姓名：×××</td>
<td colspan="2">性别：
☑男
□女</td>
<td colspan="2">ID号：××</td>
<td colspan="2">年龄：
7岁</td>
<td colspan="2">床号：×</td>
</tr>
<tr>
<td colspan="3">术前诊断：颈3～5髓内占位</td>
<td colspan="4">手术名称：颈3～5髓内占位切除+椎板回植术</td>
<td colspan="4">麻醉/体位：全麻俯卧位</td>
</tr>
<tr>
<td colspan="11"></td>
</tr>
</table>

<table>
<tr>
<td rowspan="11">基本情况</td>
<td colspan="4">术前皮肤状况：
☑完整　□其他</td>
<td colspan="4">体重：25 kg</td>
<td colspan="2">身高：
125 cm</td>
<td>体重指数：
16</td>
</tr>
<tr>
<td colspan="3">血红蛋白：
114 g/L</td>
<td colspan="3">白蛋白：
42.4 g/L</td>
<td colspan="3">总蛋白：66.9 g/L</td>
<td colspan="2">凝血酶原时间：14.1 s</td>
</tr>
<tr>
<td colspan="5">营养状况：□重度　□不足
　　　　　□适当　☑良好</td>
<td colspan="6">移动能力：□完全受限　□严重受限
　　　　　☑轻度受限　□不受限</td>
</tr>
<tr>
<td colspan="11">（1）主诉：双上肢乏力4年，加重伴双下肢乏力1年。
（2）现病史：患儿4年前无明显诱因发现双上肢乏力，伴有手部弯曲畸形。于1年前患儿出现双下肢乏力，并走路不稳，偶有摔倒。患儿家属于半个月前前往××院行颈椎及头颅MR检查，提示：①颈椎管内（颈4～颈5）占位，考虑恶性肿瘤性病变（血管母细胞瘤？其他未除外），伴延髓、脊髓（颈1～胸6）变性，局部囊变；②右中颅窝蛛网膜囊肿；③左侧上颌窦黏膜下囊肿。建议手术治疗。
（3）查体：发育正常，营养良好，面容正常，表情自如，精神饱满，自主体位，步态正常，神志清晰，语言流利，语调正常，应答切题，检查配合</td>
</tr>
</table>

<table>
<tr>
<td>术程</td>
<td>入室时间：
8:00</td>
<td>摆放体位时间：
9:40</td>
<td>体位结束时间：
14:00</td>
<td>出室时间：
14:15</td>
<td>体位时长：
4.3 h</td>
</tr>
</table>

<table>
<tr>
<td rowspan="4">术前风险评估</td>
<td>年龄</td>
<td>☑≤49岁　1分　　□50～64岁　2分　　□65～79岁　3分
□≥80岁　4分</td>
</tr>
<tr>
<td>体重指数</td>
<td>□18.5～23.9　1分
□>17.5且<18.5/24～27.9　2分
☑16～17.5/28～40　3分
□<16/>40　4分</td>
</tr>
<tr>
<td>受力点皮肤</td>
<td>☑完整　1分　　□红斑　2分　　□瘀斑/水疱　3分
□破损　4分</td>
</tr>
</table>

（续表）

术前风险评估	手术体位	□仰卧位 1分 □侧卧位 1分 □局麻俯卧位 2分 ☑全麻俯卧位 4分		
	术中施加力	□无 1分 ☑摩擦力/剪切力 2分 □冲击力 3分 □合力 4分		
	预计时间	□<3 h 1分 □3～<4 h 2分 ☑4～<5 h 3分 □≥5 h 4分		
	特殊因素	①全麻俯卧位手术患者的面部皮肤：菲薄、浮肿、消瘦，加2分。②控制性降压、低温麻醉，加3分。③其他情况（如休克、水肿、严重创伤）酌情加1～4分		
	评估结果	属发生压力性损伤：□高度危险人群 ☑非常危险人群	评估得分	14分
体位摆放	（1）使用的体位垫。 根据患儿身高体型及手术需求，选择脑科头架、胸腹垫（半圆×2）、膝垫（小头圈×2）、腿垫（肩垫+高分子体位垫），使用中单包裹体位垫、胸垫、腿垫，确保接触面平整干燥。 （2）使用预防性敷料。 未使用水凝胶敷料、泡沫敷料、液体敷料等预防性敷料，袖带捆绑处皮肤使用绵纸保护，左侧肘关节（血氧夹线路受压处）使用棉垫保护。 （3）体位摆放流程。			

①安置手术体位垫： 按照患儿体型，将体位垫预先摆放至手术床，检查接触面是否平整、干燥	②轴线翻身： 5名手术人员步调一致，分别负责翻转头部、胸腹部、髋膝部及双足，同时轴线翻身	③体位调整： 巡回护士通过检查术野是否暴露充分，进行体位调整

（续表）

体位摆放	④检查并约束四肢：检查接触面是否平整、生殖器是否受压，约束四肢，患儿双手自然弯曲放于身体两侧 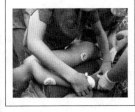	⑤预防器械相关性压力性损伤：袖带捆绑处皮肤使用绵纸保护，电极片避开受压处，三通受压处皮肤使用纱布保护 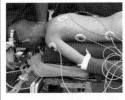	⑥术中保暖：患儿腰以下部位使用保温毯覆盖 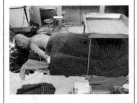

（4）摆放体位后（图）

全身：
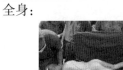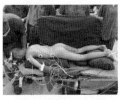

颜面部：
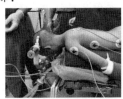

胸腹部：
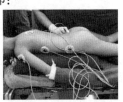

腿部：
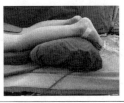

体温管理	（1）减少暴露，仅暴露手术部位。 （2）使用保温毯保温

术中压力解除		第1次		第2次		第3次		第4次	
	时间	解除时间	持续时间	解除时间	持续时间	解除时间	持续时间	解除时间	持续时间
	颜面部								
	膝								
	小腿	11:00	1 min	12:00	1 min	13:00	1 min		

（续表）

结局	☐完整　☑压红　☐压力性损伤 说明：多条条索状压痕、双侧髂前上棘1 cm×1 cm压红（压之褪色）
术后皮肤情况	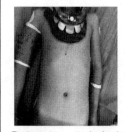 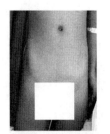 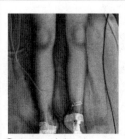 ①胸腹部：多条条索状压痕　②髂前上棘：双侧1 cm×1 cm压红（压之褪色）　③小腿：完好
术后跟踪	出室前完全消退
护理评价	（1）7岁患儿摆放俯卧位时，胸腹部支撑面可采取2个半圆形高分子体位垫，能实现支撑与悬空腹部的目的，但务必保持接触面平整、无皱褶。该患儿因半圆形高分子体位垫支撑面出现皱褶，导致该支撑部位的皮肤出现皱褶样压痕与压红。 （2）膝部使用圈垫悬空髌骨，术后未出现任何压红，值得借鉴

（3）病例资料记录表完成收集后，汇编入病例库。

三、典型案例1："Z形人"

"Z形人"胸11～骶1后路截骨矫形内固定术的体位管理，参见表7-6-3。

表7-6-3 "Z形人"压力性损伤防护记录表

手术日期：××××年×月××日　　　　　　　巡回护士：×××

<table>
<tr>
<td rowspan="4">患者信息</td>
<td colspan="2">科室：脊柱二科</td>
<td>姓名：肖××</td>
<td>性别：
□男
☑女</td>
<td>ID号：6××××</td>
<td>年龄：27岁</td>
<td>床号：53</td>
</tr>
<tr>
<td colspan="3">术前诊断：重度脊柱后凸畸形</td>
<td colspan="2">手术名称：腰椎后路截骨矫形内固定术</td>
<td colspan="2">麻醉/体位：全麻俯卧位</td>
</tr>
</table>

<table>
<tr>
<td rowspan="4">基本情况</td>
<td colspan="2">术前皮肤状况：
☑完整　□其他</td>
<td>体重：31.5 kg</td>
<td>身高：1.56 m（臂展）</td>
<td>体重指数：12.94</td>
</tr>
<tr>
<td>血红蛋白：108 g/L</td>
<td>白蛋白：35.6 g/L</td>
<td colspan="2">总蛋白：63.5 g/L</td>
<td>凝血酶原时间：16.2 s</td>
</tr>
<tr>
<td colspan="2">营养状况：□重度　□不足
☑适当　□良好</td>
<td colspan="3">移动能力：□完全受限　☑严重受限
□轻度受限　□不受限</td>
</tr>
</table>

基本情况

（1）主诉：发现胸背部后凸畸形10年，加重5年。

（2）现病史：患者本人诉10年前发现胸腰背部后凸，当时无双侧肩部不等高，并自觉双侧髋部活动稍受限，无双下肢乏力，未予在意及诊治，后凸畸形持续存在且日渐加重，5年前患者自觉后凸畸形明显加重并进展迅速，并自觉右髋部活动后疼痛，双髋部活动明显障碍，以左侧为甚。2个月前在×院行双髋关节置换术，术后髋关节活动度较前明显好转。X线示：腰椎后凸畸形。

（3）查体：体形偏瘦，站高108 cm，坐高66 cm，臂展156 cm，脊柱胸腰段后侧凸起，双足部及双侧小腿感觉稍减退

<table>
<tr>
<td rowspan="2">术程</td>
<td>入室时间：8:00</td>
<td>摆放体位时间：9:45</td>
<td>体位结束时间：18:45</td>
<td>出室时间：19:10</td>
<td>体位时长：9 h</td>
</tr>
</table>

<table>
<tr>
<td rowspan="7">术前风险评估</td>
<td>年龄</td>
<td>☑≤49岁　1分　　□50～64岁　2分　　□65～79岁　3分
□≥80岁　4分</td>
</tr>
<tr>
<td rowspan="4">体重指数</td>
<td>□18.5～23.9　1分</td>
</tr>
<tr>
<td>□>17.5且<18.5/24～27.9　2分</td>
</tr>
<tr>
<td>□16～17.5/28～40　3分</td>
</tr>
<tr>
<td>☑<16/>40　4分</td>
</tr>
<tr>
<td>受力点皮肤</td>
<td>☑完整　1分　□红斑　2分　□瘀斑/水疱　3分
□破损　4分</td>
</tr>
<tr>
<td>手术体位</td>
<td>□仰卧位　1分　□侧卧位　1分　□局麻俯卧位　2分
☑全麻俯卧位　4分</td>
</tr>
</table>

（续表）

术前风险评估	术中施加力	☐无　1分　☐摩擦力/剪切力　2分　☑冲击力　3分 ☐合力　4分
	预计时间	☐<3 h　1分　☐3～<4 h　2分　☐4～<5 h　3分 ☑≥5 h　4分
	特殊因素	①全麻俯卧位手术患者的面部皮肤：菲薄、浮肿、消瘦，加2分。②控制性降压、低温麻醉，加3分。③其他情况（如休克、水肿、严重创伤）酌情加1～4分
	评估结果	属发生压力性损伤：☐高度危险人群　☑非常危险人群　　评估得分　　19分

护理会诊	会议时间	××年×月××日　会议地点　护士办公室　主持人　护士长
	参加人员	护士长、主刀医生、主麻医生、器械护士、巡回护士、脊柱组组长、手术室压力性损伤防控小组组长、护理骨干
	会诊目的	（1）制订患者手术体位摆放方案及个性化体位管理方案。 （2）解决如何充分暴露术野，如何保护髋关节不过度外展、内屈、受力，如何保证腹部悬空等问题
	护理问题	（1）有发生手术体位并发症的危险（压力性损伤、下肢深静脉血栓、失明、骨折、髋关节脱位）。 （2）低体温
	会议内容	巡回护士汇报：患者肖××，女性，27岁，慢性病程，因发现胸背部后凸畸形10年，加重5年入院，于2个月前在×院行双髋关节置换术，术后髋关节活动度较前明显好转，并可自行下床活动。体形偏瘦，无法站直行走，站高108 cm，坐高66 cm，臂展156 cm，腰骶段后凸100°，不能直立，类似"猿人"行走，下肢肌力、肌张力正常，双足部及双侧小腿感觉稍减退。于明日行腰椎后路截骨矫形内固定术，计划采取腰3椎体经椎弓根截骨、胸12/腰1、腰1/2、腰4/5三个阶段PONTE截骨，压力性损伤风险评分19分。护理问题为：有发生手术体位并发症的危险（压力性损伤、下肢深静脉血栓、失明、骨折、髋关节脱位）、低体温。

（续表）

护理会诊	会议内容	护士长补充：强直性脊柱炎（AS）是以脊柱为主要病变部位的慢性病，累及骶髂关节，引起脊柱强直和纤维化，是自身免疫性疾病。90%AS患者最先表现为骶髂关节炎，以后上行发展至颈椎。由于脊柱强直及骨质疏松，易使颈椎脱位和发生脊柱骨折，AS会侵犯全身多个系统，伴发多种疾病，如心脏、眼部、耳部、肺部及神经系统病变等。 主刀医生：①患者骶段后凸100°，胸腹膝关节三点可连成三角形，面部朝下，Cobb角大，侧弯严重，原始体位摆放时，请护士注意在确保手术安全的前提下，最大限度暴露术野。②截骨后手术体位要进行调整，请护士务必与麻醉医生、术者配合好。 麻醉医生：①患者的Cobb角大，且累及胸段，对心肺影响大。请手术医生务必详细检测双下肢的感觉与肌力减退情况。②患者经鼻插管工作难度大，巡回护士提前准备好经鼻插管的体位用品，协助医生处理各类情况。③在截骨减压时患者出血急剧增加，请手术医生提前备血，巡回护士保持在岗在位。 巡回护士：患者发生手术体位并发症的主要危险因素有，①患者自身因素，如强直性脊柱炎、髋关节术后2个月、BMI过低。②手术相关因素，如麻醉、手术时间长（>4 h，每延长30 min，压力性损伤发生率增加33%）、全麻俯卧位、术中复位等。患者自身条件无法改变，只能顺应患者脊柱弯度摆放个性化的手术体位，髋关节置换术后2.5个月，要注意下肢不能外展，必须和躯干一样呈轴线翻身。③患者自然俯卧时，髋腹部空虚，可以使用塔形垫或海绵垫下宽上窄相叠加支撑，头部使用骨科头托，眼睛给予眼贴保护，额头两侧脸颊及额头给予防压力性损伤敷料保护。 器械护士：手术体位摆放应充分暴露术野，从患者站立的照片看，患者背部与地面平行，是最佳的手术操作平面。患者无法正常躺于手术床上，患者与手术床只能呈垂直的"Z"字形，因此，胸腹部与床面将形成一处长方形的空地，该空地可使用2组叠加的体位垫填充支撑，到一定高度后，胸部使用胸垫、髋部使用髂嵴垫支撑。

（续表）

护理 会诊	会议内容	脊柱组组长：胸腹部填充支撑的体位垫高度应略大于患者大腿长度，下床板下垂45°，尽量分散膝关节接触面压力，膝关节、小腿处常规使用膝垫、腿垫。俯卧位患者眼内压为（27±2）mmHg，持续5 h后可高达（40±2）mmHg，且手术涉及脊椎多，打钉复位时会改变患者原始体位，因此，体位安置后，应勤观察（间隔1 h检查1次眼睛），及时调整头部位置防止压伤。 护理骨干：患者在全麻下肌肉张力消失、周围静脉扩张、血流速度减慢，且俯卧时，患者若呈垂直的"Z"字形，下肢远低于躯体，不利于血液回流，易发生下肢深静脉血栓。因此，要注意避免腹部受压，避免在下肢穿刺静脉，预防患者低体温，避免静脉血液滞留呈高凝状态。也可使用间歇式充气压力装置，改善下肢静脉回流。由于肌肉张力消失，搬动患者时注意保护患者颈椎与四肢，避免颈椎脱位或肢体骨折。 手术室压力性损伤防控小组组长：患者因自身消瘦、术前禁食禁饮、麻醉因素、术中的低温环境、大量输血输液等因素，出现术中低体温的可能性大。巡回护士要注意加强术前对患者的心理疏导，切皮前、缝合后提高室温至24～26℃，术中使用温水冲洗，对输注的液体和血品进行加温，使用加温毯对下肢加温，术中加强对患者体温的监测。 护士长：患者后凸角度大、风险高，可建立该患者手术微信群，巡回护士要与手术医生、麻醉医生做好沟通，确保手术用物准备齐全，缩短手术时间
	总结	结合大家的意见，为患者制订个性化手术体位方案，难点在于如何支撑、术中矫正复位时如何调整体位、如何避免手术体位并发症的发生。 （1）建立患者手术微信群，邀请手术主刀医生、主治医生、麻醉医生、当台巡回护士、器械护士及压力性损伤防控小组成员加入；做好沟通与用物准备，缩短时间、提高质量。 （2）开展手术体位预摆。以胸部、髋部为支撑点，胸腹部使用2组叠加的体位垫填充支撑，到一定高度后，胸部使用胸垫、髋部使用髂嵴垫支撑，下床板下垂45°。

（续表）

护理会诊	总结	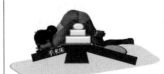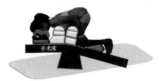 方案一：单组体位垫支撑 折床法　　方案二：组合体位垫压力 分散折床法 （3）术中矫正复位时，由1名麻醉医生保护头部与气管、深静脉导管，2名护士逐层抽出胸腹部叠加的体位垫，将膝关节及小腿往床尾下移。 （4）预防低体温：切皮前、缝合后提高室温至24～26℃，术中使用温水冲洗，使用加温输液器对输注的液体和血制品加温，使用加温毯对下肢加温，术中持续对患者进行体温的监测。 （5）预防深静脉血栓：外周静脉通道建立在上肢，注意保暖，避免腹部受压，使用间歇式充气压力装置。 （6）预防压力性损伤：①遵循手术体位摆放的基本原则和要求。②骨隆突受压部位采取"涂盖法"，即采用液体敷料在膝关节处喷洒1～2次，并轻轻按摩1 min（范围以超出患处1～2 cm为宜）。操作者以示指指腹轻轻抹匀，按摩时禁止拿捏按摩。以软聚硅酮泡沫敷料覆盖额头、两侧颧骨，增加支撑点的抗压性，有效降低震动和分散压力。③摆放体位后要六查：一查眼睛是否悬空在头圈内，二查受压体位垫、布巾是否平整、干燥，三查器械是否受压，四查腹部是否悬空，五查肢体是否固定牢靠，六查约束带松紧度是否适宜。④术中间歇1 h解除头部、膝关节及小腿压力
体位摆放		（1）使用的体位垫。 ①颜面部：马蹄形高分子体位垫×2。②胸部：海绵垫×3，半圆形高分子体位垫×1。③髂部：海绵垫×3，半圆形高分子体位垫×1。④膝部：膝部高分子体位垫×1。⑤腿部：腿垫×1。 （2）使用预防性敷料。 使用泡沫敷料预防性敷料，支撑颜面部的马蹄形高分子体位垫表面覆盖棉垫，小腿前区使用棉垫保护。

（续表）

体位摆放	（3）体位摆放流程。 ①术前1日预摆手术体位：术前1日邀请患者、麻醉医生、手术医生进行手术体位预摆 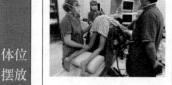	②术日安置手术体位垫：按照患者身高体型，将手术体位垫预先摆放至手术床，检查接触面是否平整、干燥 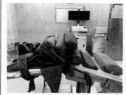	③敷料保护：受压部位使用泡沫敷料保护 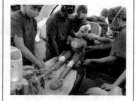
	④体位调整：体位预摆时选用的头垫不利于麻醉管路管理，更换为马蹄形高分子体位垫×2 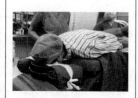	⑤预防器械相关性压力性损伤：袖带捆绑处皮肤使用绵纸保护，电极片避开体位受压处，留置针三通受压处皮肤使用纱布保护 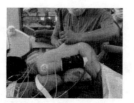	

体温管理	（1）减少暴露，仅暴露手术部位。 （2）使用加温输液器										

术中压力解除	时间	第1次		第2次		第3次		第4次		第5次	
		解除时间	持续时间	解除时间	持续时间	解除时间	持续时间	解除时间	持续时间	解除时间	持续时间
	颜面部	11:00	1 min	12:00	1 min	13:00	1 min				
	膝	11:05	1 min	12:05	1 min	13:05	1 min				
	小腿										

（续表）

| 结局 | □完整　☑压红　□压力性损伤 |
| | 说明：右胫腓骨、右侧额部、双颧骨均压红，压之褪色（出室后压红均消退） |

| 术后皮肤情况 | 颜面部： | 胸腹部： | 小腿部：双侧膝关节3 cm×4 cm压红，右侧胫骨0.5 cm×4 cm压红 |
| | | | |

四、典型案例2：脊柱畸形

脊柱畸形数字化三维精准矫正术的体位管理，参见表7-6-4。

表7-6-4　脊柱畸形压力性损伤防护记录表

手术日期：××××年×月××日　　　　　　　巡回护士：×××

患者信息	科室：脊柱二科	姓名：欧××	性别：☑男 □女	ID号：6××××	年龄：43岁	床号：56
	术前诊断：①强直性脊柱炎并脊柱侧弯，②双髋关节置换术后		手术名称：后路脊柱畸形行截骨矫形内固定术		麻醉/体位：全麻俯卧位	
基本情况	术前皮肤状况：☑完整 □其他		体重：40 kg		身高：1.35 m	体重指数：21.97
	血红蛋白：138 g/L	白蛋白：46.0 g/L	总蛋白：80.9 g/L		凝血酶原时间：14.9 s	
	营养状况：□重度　□不足 ☑适当　□良好		移动能力：□完全受限　☑严重受限 □轻度受限　□不受限			
	（1）现病史：患者8岁时觉双膝关节疼痛，5年前在当地医院诊断为强直性脊柱炎，2017年3月在中国人民解放军南部战区总医院行"双侧全髋关节置换术"。					
	（2）查体：脊柱明显畸形，双膝活动度0°～30°					

（续表）

术程	入室时间：7:55	摆放体位时间：10:00	体位结束时间：17:30	出室时间：17:50	体位时长：7.5 h
体位摆放难点	\(1\)术前护理会诊讨论的预摆方案与实际预摆发生偏差。 （2）左侧肩关节僵硬强直，不能充分暴露术野。 （3）右侧胸部高于左侧胸部，胸部支撑面小。 （4）截骨复位后体位受力点改变，体位垫调整困难。 （5）局部受压面缩小，压力增大。 （6）颈项强直、关节僵硬变形、骨质疏松等因素，导致体位固定不稳，易造成骨折				
护理会诊					
体位摆放	（1）使用的体位垫。 ①颜面部：马蹄形高分子体位垫×2。②胸部：海绵垫×3，半圆形高分子体位垫×1。③髂部：海绵垫×3，半圆形高分子体位垫×1。④膝部：膝部高分子体位垫×1。⑤腿部：腿垫×1。				

设计、启用2个方案，反复调整，个性化设计最佳体位支撑面

护理会诊：制订摆放方案

方案一：胸部使用弓形垫

方案二：患者自主俯卧，确认支撑面，选择合适的体位垫

胸部无法支撑+患者不舒适

胸部使用凝胶垫+海绵垫

胸部不平整，右胸部悬空

左胸放置凝胶垫+海绵垫，右胸放置髂嵴垫

221

（续表）

体位摆放	（2）使用预防性敷料。 使用泡沫敷料预防性敷料，支撑颜面部的马蹄形高分子体位垫表面覆盖棉垫，小腿胫前使用棉垫保护。 （3）体位摆放流程。 ①术前1日预摆手术体位：术前1日邀请患者、麻醉医生、手术医生进行手术体位预摆 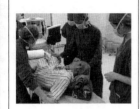 ②术日安置手术体位垫：按照患者身高体型，将手术体位垫预先摆放至手术床，检查接触面是否平整、干燥 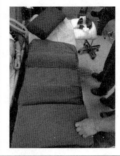 ③体位摆放： 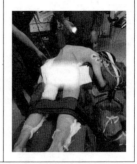
结局	☑完整　□压红　□压力性损伤
术后皮肤情况	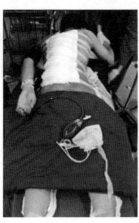 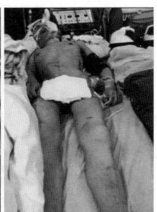

（夏琼　胡玲）

参考文献

［1］周青，刘媛，冯尘尘，等. 广东省25家综合医院压疮现患率调查分析［J］. 中国护理管理，2017，17（7）：907-910.

［2］郭月，余云红，赵体玉. 手术室患者压疮临床特点的回顾性分析［J］. 护理学杂志，2014，29（24）：36-39.

［3］PADULA W V, DELARMENTE B A. The national cost of hospital acquired pressure injuries in the United States［J］. Int Wound J, 2019, 16（3）：634-640.

［4］杨英，高兴莲，余雷，等. 骨科手术病人术中发生压力性损伤高危因素分析［J］. 护理研究，2019，33（4）：629-633.

［5］魏彦姝，武沛璋，刘晓华，等. 基于敏感风险指标的术中压力性损伤链式管理策略［J］. 护理研究，2019，33（6）：966-969.

［6］张莹，王菲. 行动研究在预防术中压力性损伤护理流程改进中的应用［J］. 护理学报，2018，25（16）：14-18.

［7］YANG Q, LU X, LIN Z. Risk factors evalution indexes of intraoperatively acquired acute pressure ulcer in patients with cancer: a cluster analysis［J］. Chinese Nursing Research, 2018, 32（7）：1048-1053.

［8］魏革，胡玲，祝发梅. 手术患者压疮风险因素评估表的设计与应用［J］. 中华护理杂志，2011，46（6）：578-580.

［9］朱艳，丁宁，陆云. 全麻俯卧位手术患者眼保护的研究进展［J］. 护理学杂志，2012，27（10）：95-97.

［10］徐小琴，陈丽莉，詹健，等. 神经外科侧卧位手术患者压疮的预防效果观察［J］. 护理学报，2010，17（21）：53-55.

［11］张倩，王凯. 斜外侧腰椎椎间融合术的护理配合［J］. 中国现代医生，2019，57（1）：140-142.

［12］张诗怡，赵体玉，余红云，等. 多学科团队合作预防脊柱后入路手术患者术中压力性损伤［J］. 护理学杂志，2019，34（10）：59-61.

［13］周玉萍. 不同阶段预见性护理方案对骨科手术患者急性压疮的效果研究［J］. 国际护理学杂志，2013，32（1）：95-96.

［14］BUTLER J S, BURKE J P, DOLAN R T, et al. Risk analysis of blood transfusion requirement spine emergency and elective spinal surgery［J］. Eur

Spine J，2011，20（5）：753-758.

［15］杨佳.手术患者术中压力性损伤的影响因素分析［J］.护理实践与研究，2022，19（8）：1148-1151.

［16］易平.脊柱外科患者术中俯卧位发生压力性损伤的危险因素分析［J］.当代护士（中旬刊），2020，27（7）：149-152.

［17］夏漫，王玉梅，徐莉真，等.老年终末期肺炎患者无创呼吸机所致压疮的管理［J］.中国护理管理，2017，17（3）：423-427.

［18］夏书香，朴艺花，黄媛，等.急性重症胰腺炎患者腹腔感染病原菌分布与药敏分析［J］.中华医院感染学杂志，2016，26（9）：2053-2055.

［19］杨洋，丁志娟，段军霞，等.手术室老年患者压疮护理管理中集束化护理策略的应用效果及对护理质量的影响研究［J］.贵州医药，2021，45（12）：1997-1998.

［20］付秀荣，李瑶，张彩虹，等.同种异体原位肝移植术中风险预警分析及护理［J］.护理研究，2021，35（24）：4494-4497.

［21］周平，许娜，崔亮，等.肝移植患者术后发生压疮的围手术期相关因素分析及护理对策［J］.中国实用护理杂志，2020，36（22）：1716-1720.

［22］汤颖，黄珂，叶啟发.美皮康敷料用于肝移植手术患者骶尾部压疮预防的效果观察［J］.实用临床护理学电子杂志，2019，4（1）：112.

［23］中华护理学会手术室护理专业委员会.手术室护理实践指南（2021年版）［M］.北京：人民卫生出版社，2021.

［24］古曦，罗艳丽，肖凤鸣，等.预见性护理干预在预防肝移植手术中发生压疮的效果［J］.实用临床医药杂志，2017，21（14）：97-100.

［25］蔡卫新，贾金秀.神经外科护理学［M］.北京：人民卫生出版社，2019.

［26］袁航，王莺.神经外科患者手术室获得性压力性损伤的发生率及影响因素分析［J］.老年医学与保健，2018，24（6）：605-607.

［27］苏清彬，彭文君，叶丽群.神经外科侧卧位手术的体位改良联合流程化安置［J］.护理学杂志，2021，36（7）：43-46.

［28］孙克桂，王月青，张学琴，等.改良术侧上肢体位在神经外科侧卧位手术中的应用［J］.护理研究，2019，33（10）：1803-1805.

［29］韩晓梅.小儿术中压疮发生原因与预防措施［J］.齐鲁护理杂志，

2012, 18 (36)：90-91.

[30] 魏彦姝，陈杰，路潜，等. 术中压疮危险因素评估的研究进展 [J]. 中国护理管理，2013, 13 (11)：64-66.

[31] 耿晨，吕琳，杨艳林，等. 儿童压力性损伤风险评估工具的系统评价 [J]. 护士进修杂志，2021, 36 (9)：793-798.

[32] 庾慧敏，李丽，唐亚华. 30° 侧卧位联合赛肤润在术后患者预防压疮中的应用效果 [J]. 护理实践与研究，2019, 16 (3)：138-140.

[33] FRED C, FORD S, WAGNER D, et al. Intraoperatively acquired pressure ulcers and perioperative normothermia：a look at relationships [J]. AORN Journal, 2012, 96 (3)：251-260.

[34] 经丽，邹爱国，蒋维连. 心脏手术患者术中压力性损伤护理研究进展 [J]. 中国卫生标准管理，2023, 14 (2)：195-198.

[35] 潘雅琴. 体外循环手术中压疮预防的研究进展 [J]. 甘肃科技，2017, 33 (11)：113-116.

[36] 徐洪莲，郝建玲. 2014版压疮预防和治疗临床实践指南的更新及解读 [J]. 上海护理，2018, 18 (6)：5-8.

[37] 梁爱琼，颜涛，童光，等. 心内直视手术发生压疮的危险因素分析 [J]. 华南国防医学杂志，2016, 30 (6)：405-407.

CHAPTER 8

第八章

医护患沟通

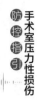
第一节

手术室压力性损伤医护患沟通与共同决策

2021年6月，英国国家卫生与临床优化研究所（NICE）发布的2021版《NICE医患共同决策指南》指出，医护患共同决策是一种医疗行为干预模式，良好的医护患沟通能提高护理质量，降低不良事件发生率。在手术室压力性损伤防护中，加强医护患沟通，可促进患者治疗的积极性，使患者参与到自己的诊疗决策当中。通过开放的沟通协调、交换意见，共同决策，分担责任并紧密配合，最终带来更好的医疗护理结局和更安全的工作环境。

一、手术室压力性损伤医护患沟通与共同决策的影响因素

（一）存在认知偏差

因医生和护士工作范畴不同，知识结构、工作重心各有侧重点，在医疗护理活动中形成不同的角色，两者存在的角色心理差位、角色理解欠缺和角色权利争议等问题，会直接影响沟通质量。因角色定位不同，在术中压力性损伤的管理中，医护患在手术体位管理过程中关注的问题也存在不同。医生关注体位能否充分暴露术野，方便手术操作；手术室护士更关注患者的整体护理，如患者体位安全与皮肤受压情况等；患者则注重手术效果与安全舒适。若沟通缺乏则很难对手术室压力性损伤预防达成共识。

（二）缺乏有效沟通

在当前的临床医护患关系中，沟通机制不够健全的问题仍然存在，这

样就会导致医护患之间的沟通无法有效落实；沟通方式选取不正确，也不利于后期护理情况评估，无法实现最终的护理目标。目前，术前访视是开展护患沟通的重要途径，随机交流是手术医生与手术室护士之间信息传递的主要方式，但仍缺乏系统和有效的沟通模式。

（三）三者缺乏相互信任

在预防压力性损伤的沟通中，部分医生认为护士在主导预防压力性损伤的管理中过于谨慎，而部分护士也认为医生对护理专业知识缺乏了解，导致医护之间信任缺失。在医疗活动中，我国医患互不信任的现象也日趋严重。2013年，中国医学科学院和北京协和医学院开展的一项针对医务人员从业状况的调查结果显示，仅有46.4%的患者表示信任医生，仅有26%的医生认为患者信任自己。

二、建立基于协同决策模型的手术室压力性损伤医护患共同决策

协同决策模型是2011年由Politi等提出的沟通路径以实现医患共同决策。该模型强调建立以患者为中心的沟通机制，医患双方必须具备沟通和认知能力，借助多学科合作的桥梁纽带作用，让患者及其家属全程参与病情决策。该模型的实现要求医护人员具备高水平的专业沟通技能，可将医学术语用通俗易懂的话语表达，请患者和家属参与到决策之中。此外，医护与患者之间还需要建立平等的人际关系，充分互信是协同决策前提。高雅靖等提出的协同决策模型适合我国的国情及医疗环境，具备现实的指导意义。在手术室压力性损伤的医护患共同决策中，通过协同决策模型的开展，可有效规避手术室压力性损伤的风险因素，营造医护患相互信任的环境。协同决策模型的实现需要通过以下3个维度来推动实施。

（一）加强预防压力性损伤的专业知识和沟通技能培训，纠正医护患认识偏差

（1）加强预防压力性损伤的专业知识培训。开展预防压力性损伤的专业知识培训，展示成功案例，使医生了解和肯定预防手术室压力性损伤的重要性。

（2）邀请外科医生、专科仪器工程师讲解专业知识，鼓励护士参加外科学术会议，帮助护士提高认识，掌握专科手术配合技巧、专科仪器维护使用，提升护士对手术医生的专业认同感。

（3）组织沟通知识及实操技能培训。在不同的决策情景中运用沟通技能加强三方沟通，解决临床工作中的沟通问题，同时促进患者参与决策。

（4）培训内容包括手术室压力性损伤预防、患者权利、文化背景、沟通语言转化、共情能力等，可采用讲课、工作坊、互联网技术等沟通形式。建立考核机制，通过情景模拟检验医护人员沟通技巧的掌握情况，巩固培训效果。

（二）加强手术亚专科小组桥梁纽带作用，提高沟通效率

（1）建立护士长、组长、组员三级沟通咨询模型。亚专科小组组员一对一负责相应手术组的沟通工作，及时向亚专科小组组长收集和反馈手术组意见和建议。护士长每周组织一次组长会，掌握各专科组工作情况，积极解决问题，并将解决情况及时反馈给各手术组。加强医护患之间的信息沟通、信息传递和信息分享，保证信息通畅。

（2）每年采取医护双向满意度调查和患者满意度调查，低于95%进行持续质量改进；科室对组长及组员进行年终考核，采取末位统筹调整制度。

（三）建立多学科日常诊疗秩序

由负责同一名患者的手术护士、手术医生、麻醉医生、病房责任护

士组建患者跨专业诊疗团队，通过术前联合访视患者、多学科病例讨论、多学科护理会诊、术前体位预摆、微信群等多种路径进行有效沟通，及时反馈各方的信息，使信息具有可传递性、扩散性、时效性等，达成目标一致、分工协作的工作模式，并建立多学科日常诊疗秩序。

在临床工作中有效沟通是确保开展医护患共同决策的基础，提高医护患的沟通技巧可促进医护患共同决策的制订与完成，形成良好的决策环境，二者相辅相成。

（张志慧　蒋继容）

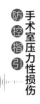

第二节

提升患者及家属在压力性损伤管理中的依从性

随着医疗水平的发展，外科疑难复杂、多学科共同参与的手术越来越多，从而导致手术体位时间长、强制动、压力高、体型极端等风险因素随之增加，手术室发生压力性损伤的不良事件屡见不鲜。目前，手术室压力性损伤的预防多以手术室护士术前评估压力性损伤危险因素为主，根据评估结果对高危人群采取相应的保护措施。因此，在满足手术要求的前提下提高手术患者手术体位舒适性、降低手术室压力性损伤发生率、预防并发症发生、促进手术患者快速康复，已成为手术室护理团队持续关注的热点话题。

提高患者及其家属在压力性损伤评估中的依从性，有助于实现医务人员、患者、家属在手术室压力性损伤预防方面达成"知信行"共识，共同重视手术室压力性损伤的风险评估，从而全面提升患者的手术体验，有效减少手术相关并发症的发生，缩短住院时长，减少住院费用。

一、提高护理人员素质，提升患者依从性

提高手术室护理人员压力性损伤相关专业素养，促进护患沟通，提升患者依从性。

（一）充实专业知识

对手术室护士进行常态化手术室压力性损伤相关知识的教育和培训，提高手术室护士对手术室压力性损伤的规范性评估、预防和处置能力，提

升专业内涵，进而促进护患间良好的沟通和信任。

（二）结合岗位管理开展相关培训

各手术专科小组根据专科手术特点，制订各专科手术体位摆放标准和规范，并制作成图谱手册，"定标定表"。将各专科组压力性损伤相关内容列入层级岗位培训与考核，夯实各层级护士手术室压力性损伤的知识和技能。

（三）获取前沿资讯

快速准确的压力性损伤评估是预防手术患者压力性损伤的必要条件，制订针对手术患者的压力性损伤危险因素评估量表，使手术室压力性损伤护理有科学的评估工具，已成为预防压力性损伤管理亟待解决的问题。国外研究也表明护士在对患者进行压力性损伤风险评估时专业知识贫乏，更多地依靠自己的临床经验，缺乏系统的评估标准。护理领导者与护理骨干应密切关注国内外关于手术室压力性损伤的前沿资讯，如指南、标准的颁布等；科室定期派遣护士到上级医院进修学习，邀请外院护理专家传授经验，加强与手术室同行的横向、纵向交流和学习；紧跟国内外手术室压力性损伤相关新技术、新业务的开展，制订科学的、适合本科室实际的体位摆放标准和压力性损伤防护措施。

（四）体位用具管理

及时了解体位用具的研发和使用进展，更新各专科体位用具，购置如液体敷料、泡沫敷料、高分子体位垫、海绵体位垫等预防压力性损伤的用具，规范各类用具的使用时机和流程，及时组织护理人员学习新用具的使用规范和流程，使其发挥最佳效用；鼓励护理人员对抗压体位用具、敷料等进行改良升级、发明创造，通过研发促进临床护理质量的提升。

（五）资质管理，考核上岗

手术室压力性损伤不仅给患者带来身心负担，也增加医疗费用，因此，越来越多的护理人员认识到预防手术室压力性损伤的重要性。制订手术室压力性损伤核心能力考核标准，巡回护士需通过考核后上岗，从而保证体位摆放的安全性；定期组织各专科手术组进行体位摆放模拟演练、体位感受训练，通过角色转变，提升护理人员对压力性损伤的综合评判能力和解决问题能力，提高考核合格率，同时提升护理人员与患者沟通的效果。

（六）医、护、患共同参与体位摆放

如手术患者病情、体位允许，手术医护人员应尽量鼓励、协助手术患者在麻醉前共同参与、感受手术体位的摆放，在满足手术要求的前提下尽量提升手术患者术中体位舒适度。

（七）开展持续质量改进

鼓励护理人员及时上报日常体位护理过程中出现的压力性损伤相关问题，针对问题进行讨论、分析、总结、改进，运用PDCA循环，不断完善压力性损伤各环节的质量管理规范，不断提升手术室压力性损伤管理的内涵质量，为患者带来更优质的手术体验，从而提高其依从性。

（八）提高手术室护理人员的沟通技能

（1）医护人员积极、正向的态度对促进患者的参与行为至关重要。手术护士与患者交流时，仪容仪表应端庄大方，可化淡妆、面带微笑，保持积极、正向、专业的态度，让患者有亲和感，利于患者更好地配合手术体位的管理。

（2）根据患者病情轻重、文化程度、地域、年龄等，有针对性地进行健康教育。对患者及家属采取精细化、具体化、形象化的教育措施，还需

坚持在正面教育的主旋律下，正确把握反面教育的尺度，根据不同患者的不同特点，实施有效的教育措施。如对文化程度较低的患者，教育内容须通俗易懂，注意评估健康教育后患者及家属的知晓度。健康教育以图片、影视资料为主，减少医学用语，能够使患者和家属更直观、具体地了解和掌握教育内容。

（3）准确把握患者的心理需求，解决共性心理问题，比如疼痛、手术水平、预后情况、经济负担等，舒缓患者恐惧、焦虑、担心等不良情绪，提高其参加压力性损伤评估的依从性。

（4）评估时应注意环境的选择，有条件或病情允许时，与患者或家属谈话尽量选择在谈话室进行，无条件时，在床边谈话应拉好床帘屏蔽他人，注意保护患者隐私。涉及隐私部位时，应征得患者同意。

（5）可通过开通专科微信公众号、建立微信群等方式，构建护患沟通平台，及时解答疑问，增加患者及家属的认同感和依从性。

（九）开展医护人员联动模式

（1）手术室与病区以多学科协作的模式开展工作：通过临床多学科联合，借助信息技术搭建信息平台，对患者病例信息、宣教资料等进行共享。手术室落实护理术前访视制度，特别是针对有压力性损伤高危因素的患者，在压力性损伤评估前仔细查阅病历，根据病情、体位要求及患者年龄、体型制订对应的评价标准，在评估沟通过程中得到较准确的评估信息，以实现压力性损伤防护良好的结局。护理人员在对患者进行术前评估时，凡是预计手术时间超过2.5 h者，均应落实预防压力性损伤的各项措施。

对术后皮肤异常的患者进行24 h、48 h、72 h等时间点的追踪，建立与病房之间的有效沟通机制，形成手术室压力性损伤从手术室到ICU、再到病房的动态链式管理模式。

手术室制作体位摆放的健康宣教视频，完成后全院共享。各病区护理人员针对不同类型的外科手术体位特点，在科室发放个性化的手术体位压力性损伤相关宣教资料，播放手术室压力性损伤防护知识宣教短片，如在脊柱外科播放宣传俯卧位体位特点宣教短片、妇科病房播放截石位体位特点宣教短片、胃肠外科播放人字位体位特点宣教短片、胸外科播放侧卧位体位特点宣教短片、心脏外科播放平卧位体位特点宣教短片等，加强患者对其自身即将经历的体位所可能面临的压力性损伤风险、危害性的认知度，提高患者家属对患者的理解和支持程度。

（2）邀请病房医生共同参与评估过程，与手术主刀医生充分沟通了解手术方案，结合可能出现的病情变化制订有针对性、个性化的宣教材料，对于发生压力性损伤的案例进行分析并讨论改进方案等。

（3）对压力性损伤评估危险系数极高的手术患者，以多学科协作模式进行手术室压力性损伤体位管理的讨论，或者申请院手术室压力性损伤防控小组进行护理会诊，制订有针对性的体位保护措施。

（4）制订术后体位评价标准，落实术后回访制度，待患者清醒后进行术后访视、评价，特别是对于术后出现因体位造成皮肤问题的患者，应更加重视。科室对回访资料进行分类统计，定期组织科室护士讨论学习，推广有效的管理经验，持续改进不足之处。

二、实施规范化管理，为患者营造主动参与的环境

（一）认知管理

（1）通过科间联动的术前宣教，使患者能充分理解护理人员进行压力性损伤评估的目的和重要性，并主动学习压力性损伤发生的相关因素、压力性损伤产生的负面影响、术前应采取的措施等相关知识。

（2）通过术前访视、体位摆放情景演练，使患者认识到自身积极主动配合并参与体位压力性损伤管理对疾病的治疗、恢复具有不可替代的促进作用。

（3）护士通过专业、规范的讲解，使患者理解并主动参与、共同完成

手术室压力性损伤护理评估和预防的全过程。

（二）围手术期管理

1. 术前管理

（1）饮食管理：向患者和家属说明体重指数对手术室压力性损伤的影响，鼓励患者住院期间主动加强营养，术前向患者说明如何执行禁食要求，避免禁食时间过长或过短。

（2）皮肤管理：手术室护士术前应指导患者理解术中避免抓、挠受力点处皮肤，避免皮肤受损的意义。

（3）肢体功能锻炼：指导患者进行有效的肢体功能训练，尤其在术后病情容许的情况下应尽早活动肢体，避免压力性损伤的发生。

2. 术中管理

对于术中清醒的患者，护士会协助患者摆放到最理想的手术体位，患者如有疑问或不适可及时跟护理人员沟通。对全麻患者，术前宣教中要使患者理解，手术过程中护士会随时查看受压部位和体位，协助患者采取舒适体位。

3. 术后管理

（1）术后回到病房，护士应指导患者尽早进行肢体活动和体位变化，如未恢复自主活动，可由家属或护理人员协助，做好各项预防并发症发生的措施。

（2）护士应告知患者若感觉有异常或不适应时应及时告知家属和护理人员，及时采取措施，避免发生并发症加重病情。

三、做好患者家属工作，使其给予患者足够的支持

（1）请患者家属或照顾者共同参与健康教育，使他们充分理解护理人员评估的目的和重要性，引导其积极配合、主动参与，与患者一起配合护

理人员参与手术室压力性损伤护理评估和预防的全过程。

（2）手术护士指导家属如何与护理人员沟通，针对压力性损伤护理评估结果所提出的预防、改善体位压力性损伤的措施，从患者角度提出合理可行的意见，以便更密切的配合。

（3）手术护士指导家属如何协助患者进行训练，以达到最理想的手术体位状态，如有疑问应及时咨询护理人员。

（4）交代家属术后时刻关注患者的动态，病情允许的情况下，护理人员指导家属适时帮助患者按摩、活动肢体、翻身等，明确并发症带来的危害性，以及尽早发现异常、尽早处理的重要性，提高家属在术后护理的参与度。

（张颖　古燕芳）

手术室难免性压力性损伤管理

一、手术室难免性压力性损伤的定义

手术室难免性压力性损伤，即在采取了一系列措施，包括评估个体健康状况和压力性损伤风险因素，实施了与个人需求、目标相一致的标准干预措施，监测和评价了干预措施的影响和效果，以及调整了适当的方法后，仍不可避免发生的压力性损伤。

二、手术室难免性压力性损伤的管理

（一）难免性压力性损伤的评估与申报

通过手术室难免性压力性损伤的申报，可早期预警并提高医护人员的即时反应能力，有助于明确管理方向，那如何才能被判定为手术室难免性压力性损伤呢？

第一步：评估时，不但要应用手术室压力性损伤评估量表评估压力性损伤风险，而且要评估患者的健康状况（表8-3-1），因为压力性损伤的发生是多个因素相互作用的结果。

第二步：强调在分析判断患者的问题和风险后，再制订和实施措施。

第三步：要求制订和实施的措施必须符合患者的需求，即在选取措施时需要关注患者的主观意愿、价值观、经济承受能力、护理目标及循证依据。

第四步：要求在实施措施的过程中，动态评价效果和修正计划。

上述4个步骤周而复始，循环往复，在解决问题的同时也确保了每个环节的合理性和严谨性。如果患者发生了压力性损伤，医疗机构需要提供满足上述4个方面的所有资料，以证明对患者实施了恰当的预防护理，才能被判定为难免性压力性损伤而免责；如果不能提供资料或资料不完整，任意一条措施未实施，或措施不恰当，就会被判定为可免性压力性损伤，相关科室就要为此负责。

此外，英国国家健康中心的压力性损伤专家工作组指出，难免性压力性损伤申报情况包括：①血流动力学或脊柱不稳定使体位改变受限；②生命终末期不能耐受体位改变；③患者生理或心理上有能力但是拒绝评估和治疗，或者不遵从护理计划的实施；④发生在医疗机构的急性事件导致的患者活动受限等。

表8-3-1 难免性压力性损伤申报及认定表

患者姓名：　　　　年龄：　　　岁　床号：　　　　住院号：			
护理级别：特级，Ⅰ级，Ⅱ级，Ⅲ级			
入院诊断：　　　　　　　　　　　　入院日期：　　年　　月　　日			
病情简介：			
评估内容	评估者		认定者
一、申报难免性压力性损伤基本条件评估：			
1. 昏迷	是□　　否□		是□　　否□
2. 肝衰竭	是□　　否□		是□　　否□
3. 心力衰竭	是□　　否□		是□　　否□
4. 呼吸衰竭	是□　　否□		是□　　否□
5. 偏瘫	是□　　否□		是□　　否□
6. 高位截瘫	是□　　否□		是□　　否□

（续表）

7. 骨盆骨折	是□	否□	是□	否□
8. 生命体征不稳定	是□	否□	是□	否□
9. 其他	是□	否□	是□	否□
二、申报难免性压力性损伤可选择条件评估：				
1. 高龄（≥70岁）	是□	否□	是□	否□
2. 白蛋白＜30 g/L	是□	否□	是□	否□
3. 极度消瘦	是□	否□	是□	否□
4. 高度水肿	是□	否□	是□	否□
5. 大、小便失禁	是□	否□	是□	否□
6. 其他	是□	否□	是□	否□
三、预防措施：				
1. 翻身	有□	无□	有□	无□
2. 局部减压	有□	无□	有□	无□
3. 气垫床	有□	无□	有□	无□
4. 床单位清洁、干燥	有□	无□	有□	无□

四、压力性损伤情况（发生时间、部位、面积、程度）：

评估者签名：　　　　　　　日期：　　年　　月　　日
病区护士长签名：

认定者意见：
难免性压力性损伤申报条件　　□符合　　□不符合
认定者签名：
认定日期：　　年　月　　日

转归情况	日期	转归	发生压力性损伤	出院	死亡	签名

（二）难免性压力性损伤干预措施的管理

1. 循证实践

采取积极干预措施后，仍不可避免地发生损伤是界定难免性压力性损伤的关键。尽管难免性压力性损伤的发生是多种因素的共同作用，难以建立统一的难免性压力性损伤的干预模式，但越来越多的研究指出，应用基于循证的最佳指南及采用跨学科团队工作模式是难免性压力性损伤干预措施制订和实施中最为关键的两个方面。循证依据、患者主客观情况及护理目标等是制订、实施干预措施必须考虑的问题，其中在循证的基础上针对风险因素制订干预措施是有效管理难免性压力性损伤的核心。

2. 跨学科合作

手术患者皮肤管理、压力性损伤预防需要病房、手术室、恢复室及ICU的护士、手术医生、麻醉医生和营养师等多部门团队协作。手术室护士为主导，术前、术后加强与病房、恢复室或ICU护士之间的沟通联系；重视术前术后访视，术中加强与麻醉医生、手术医生之间的沟通与协作，尽量减少与手术相关危险因素，缩短手术时间。每月由伤口专科小组组长组织1次联系会，不断改进预防措施。多团队合作，实施全程动态无缝隙压力性损伤管理，可降低患者术中压力性损伤的发生率。

3. 建立监控体系

护理部制订压力性损伤安全防范管理制度、工作流程，特殊科室之间转科交接登记管理制度及流程等，并要求手术科室与手术室根据本科室特点制订具体的手术室压力性损伤防范措施和应急流程。

手术室压力性损伤发生后，护士长及时组织全科护士讨论、分析原因，并提出整改措施。护理部每月在护士长会上对难免性压力性损伤管理结果进行分析通报，总结预防压力性损伤护理工作中存在的问题，实现持续质量监控和改进。

护理部建立非惩罚性的护理不良事件上报制度，对积极主动上报护理不良事件并提出有效整改意见和建议的科室和个人给予表扬。通过强化护理人员的风险意识以及防范能力培训，加大风险监控，改善工作流程，建立常见风险应急预案和健全的工作制度。

4. 难免性压力性损伤的教育与培训

组织病区和手术室护理人员进行手术室压力性损伤管理培训。对相关护士进行风险意识及相关法律知识培训，接受风险管理知识的系统学习。加强专业知识及技能的培训，包括评估技巧的培训，如评估患者的意识、耐受程度等；各种压力性损伤护理措施的培训，如保护用具的使用、翻身技巧、护理沟通技巧等；进行预防压力性损伤相关知识的培训，提高护理人员对压力性损伤防范的管理能力，如压力性损伤发生的原因、危险因素以及发生后的应急处理等。

病房责任护士与手术室巡回护士在术前将预防压力性损伤护理目的、措施、风险、注意事项等告知患者及家属。若病情允许，术前、术后尽可能避免采取与手术体位相同的体位。

与可免性压力性损伤着重于失误的判断、分析和后果评价不同，难免性压力性损伤管理更倾向于风险因素的早期预警和早期控制。加强护士教育和培训，增强难免性压力性损伤风险因素的识别、评估及干预措施的管理等能力，构建标准干预模式，开发评估干预措施是否到位的工具，发挥跨学科团队合作的优势，建立权威上报系统，完善监控体系是手术室难免性压力性损伤预防管理工作的重点。

（邓晨晖　卢昌懿　何幸平）

手术室压力性损伤护理的误区

手术室压力性损伤护理误区与护士认知水平息息相关，认知偏差和技能缺陷造成护理决策错误，直接影响压力性损伤的防控质量，给患者带来更大的伤害。

一、局部按摩

长期卧床患者进行全身按摩或受压部位局部按摩可改善血液循环，促进静脉回流。但对因受压而出现反应性充血的皮肤进行按摩并不能防治压力性损伤，反而会加重深层组织的损害。受压部位皮肤变红是正常的保护性反应，解除压力后 30～40 min 内皮肤颜色会恢复正常，不会形成压力性损伤。如持续发红，则表示软组织损伤，局部按摩会进一步加重损害。

二、使用气垫圈

气垫圈的材质透气性能差，妨碍了人体汗液的蒸发，容易刺激皮肤，影响局部血液循环，易导致水肿和局部静脉充血。对于肥胖和水肿的患者来说，气垫圈不仅不能起到预防压力性损伤的作用，还会造成反作用，形成一个新的受力点。

三、涂抹凡士林等油性剂

潮湿的皮肤弹性下降、抵抗力减弱，同时皮肤与手术床支撑面之间的摩擦力增大。研究显示，潮湿状态下的皮肤发生压力性损伤的概率高出干燥皮肤5倍。凡士林等油性剂透气性差，使皮肤的液体蒸发量水平远低于正常水平，易引起皮肤浸渍、潮湿，增加压力性损伤发生的风险。

四、忽视体温管理

患者体温过高、过低都有发生压力性损伤的可能。体温每升高1℃，组织代谢耗氧量增加10%，组织持续受压导致局部缺血、缺氧和营养物质供应不足，从而增加了压力性损伤的易感性。体温过低会使体内血液循环减慢，受压部位供血不足，导致皮肤软组织缺血缺氧，也加大了压力性损伤的发生风险。

五、忽略医疗器械相关性压力性损伤

全麻手术患者是发生器械相关性压力性损伤的高危人群，其损伤形状与器械外形一致。全麻手术患者在手术过程中长时间使用气管设备、麻醉监护、动静脉置管、切口撑开器械等医疗设备。麻醉药物使患者在手术过程中缺失压力感受能力和应对组织缺血的运动意识。而部分医疗设备由麻醉医生与手术医生从诊疗需求角度进行操作，他们缺乏对器械相关性压力性损伤的防护意识，进一步加大了压力性损伤发生风险。

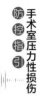

六、忽视手术室压力性损伤风险的动态评估

手术室压力性损伤是一个动态的、连续的过程。罗彩凤等对7所三甲医院的调查表明，这些医院大部分只进行了术前的压力性损伤风险评估，由此说明大部分护理工作者都没有意识到患者自身、手术及麻醉等相关因素可造成压力性损伤。手术室压力性损伤涉及术前、术中、术后3个阶段，贯穿了整个围手术期。因此，手术室压力性损伤的风险评估程序应在术前、术中、术后3个阶段进行，保证手术患者压力性损伤风险评估的动态性和连续性。

七、忽视延续性护理

延续性护理是以患者为中心的持续、协作的护理服务。手术患者根据麻醉方式、病情需轮转病房、手术室、恢复室、监护室等多个病区。长期卧床患者可通过科间交接受压部位、解压措施实现延续性护理，避免同一部位长时间持续受压。对于手术体位为术前卧位的患者，可在术前访视时交代患者及家属将其变换为其他体位，减少手术体位受压部位在术前受压的时间。做好延续性护理，能有效降低压力性损伤的发生概率。

（胡玲　谢诗琳）

参考文献

［1］李学靖，杨丹，尹依依，等.《2021 NICE医患共同决策指南》要点解读［J］.中华现代护理杂志，2022，28（4）：421-425.

［2］王艳，易祖玲.医护一体化模式在骨科护理中的应用研究［J］.中华损伤

与修复杂志（电子版），2014，9（4）：446-448.

［3］全舒萍，刘晓岭，王玲.医护患共同决策的影响因素及实施路径——以乳腺癌为例［J］.医学与哲学，2020，41（4）：7-10.

［4］MASKREY N，巴天皓，任倩.医患共同决策：为何步履维艰？［J］.英国医学杂志中文版，2020，23（10）：565-567.

［5］POLITI M C，STREET R L. The importance of communication in collaborative decision making: facilitating shared mind and the management of uncertainty［J］.J Eval Clin Pract，2011，17（4）：579-584.

［6］高雅靖，单岩，周越，等.医患共享决策沟通的研究进展［J］.中国护理管理，2021，21（1）：156-160.

［7］RAYMOND M，HARRISON M C. The structured communication tool SBAR（Situation，Background，Assessmention，Recommendation）improves communication in neonatology［J］.S Afr Med J，2014，104（12）：850-852.

［8］韦文棋，吴珂，贾会英，等.多学科乳腺癌团队在乳腺癌患者决策辅助中的应用研究进展［J］.解放军护理杂志，2018，35（19）：48-51，63.

［9］罗彩凤，贾静，柏素萍，等.围手术期患者压疮评估及评估工具使用现状的调查研究［J］.中华护理杂志，2017，52（4）：409-413.

［10］张晨，张穗.手术患者压疮危险因素与专用评估工具的研究进展［J］.护士进修杂志，2016，31（17）：1558-1560.

［11］贾红影，段征征，吴欣娟，等.临床护士压疮风险评估现状及影响因素研究进展［J］.护理研究，2016，30（13）：1537-1540.

［12］贾静，罗彩凤，孙婧，等.Munro与Braden压疮评估表用于手术患者压疮评估预测效度比较［J］.护理学杂志，2017，32（18）：57-61.

［13］刘春桃，李紫芬，欧玉兰.病人参与压力性损伤预防的研究进展［J］.护理研究，2021，35（7）：1189-1193.

［14］顾燕敏，魏溢婷.反面素材教育模式在骨科压力性损伤预防中的实施与效果评价［J］.中国现代医生，2021，59（30）：168-171.

［15］郭月，余云红，赵体玉.手术室患者压疮临床特点的回顾性分析［J］.护理学杂志，2014，29（24）：36-39.

［16］郭莉，高兴莲，赵诗雨，等.手术患者术中获得性压力性损伤发生

特征及危险因素的多中心研究［J］. 护理学杂志，2021，36（22）：31-34.

　　［17］宋艳芳，王青，杨依，等. 国内外难免性压疮管理的研究进展［J］. 中国护理管理，2016，16（4）：438-442.

　　［18］蒋琪霞，李晓华. 可免性和难免性压疮定义分析及启示［J］. 中国护理管理，2014，14（4）：437-439.

　　［19］马海萍，章小庆，郭婷，等. 伤口专科小组在患者术中压疮管理中的作用［J］. 中国康复理论与实践，2016，22（9）：1104-1106.

　　［20］刘晓黎，王泠，魏彦姝，等. 预防成人术中获得性压力性损伤的最佳证据总结［J］. 中华护理杂志，2020，55（10）：1564-1570.

　　［21］蒋琪霞，刘云，刘亚红，等. 压疮预警管理项目设计及其实施［J］. 中国护理管理，2010，10（9）：5-8.

　　［22］汪国珍. 压疮护理的误区［J］. 长江大学学报（自科版），2013，10（33）：74-76.

　　［23］王小梅，陈艳. 压疮预防误区及护理新进展［J］. 世界最新医学信息文摘，2015，15（37）：238.

　　［24］刘燕，郭荣芬. 老年患者压疮的相关因素分析与预防护理研究［J］. 中国病案，2011，12（12）：39-41.

　　［25］石梅春，李莉，张丽芬. 手术中压疮危险因素及相关护理［J］. 中国医药指南，2009，7（11）：283，317.

　　［26］PITTMAN J，BEESON T，KITTERMAN J，et al. Medical de-vice-related hospital-acquired pressure ulcers：development of an evidence-based position statement［J］. Wound Ostomy Continence Nurs，2015，42（2）：151—154.

　　［27］李元进. 延续性护理降低老年高危压疮患者发生压疮的研究［J］. 医药前沿，2018，8（17）：269.